TUMEURS

DE

L'OMBILIC

PAR

Le Dʳ Francis VILLAR

Ancien interne des hôpitaux de Paris,
Aide d'anatomie à la Faculté de médecine,
Lauréat des hôpitaux,
Membre de la Société clinique,
Médaille de bronze de l'Assistance publique.

AVEC SEPT PHOTOGRAVURES

PARIS
IMPRIMERIE DE LA FACULTÉ DE MÉDECINE
A. DAVY, Successeur de A. Parent
52, rue Madame et rue Corneille, 3
1886

TUMEURS

DE

L'OMBILIC

PAR

LE Dr FRANCIS VILLAR

Ancien interne des hôpitaux de Paris,
Aide d'anatomie à la Faculté de médecine,
Lauréat des hôpitaux,
Membre de la Société clinique,
Médaille de bronze de l'Assistance publique.

AVEC SEPT PHOTOGRAVURES

PARIS

IMPRIMERIE DE LA FACULTÉ DE MÉDECINE

A. DAVY, Successeur de A. PARENT

52, RUE MADAME ET RUE CORNEILLE, 3

1886

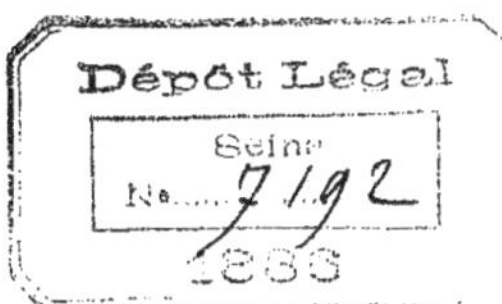

TUMEURS DE L'OMBILIC

INTRODUCTION

OU SE TROUVE EXPOSÉ LE BUT DU SUJET. — CE QUE TUMEUR VEUT DIRE. — DIVISION DU SUJET. — HISTORIQUE. — MAITRES ET AMIS.

Anatomiquement et physiologiquement, l'ombilic doit être considéré comme une région tout-à-fait distincte et qu'il faut se garder de confondre avec la région ombilicale. Situé au centre de la paroi abdominale antérieure, il constitue « un petit État dans l'État », un petit centre où se donnent rendez-vous les affections les plus variées. Parmi ces affections, les plus intéressantes sont les tumeurs, qui doivent seules faire l'objet de notre étude. Il serait oiseux de rappeler ici la trop classique discussion sur le sens du mot tumeur. Mieux vaut glisser que nous appesantir sur des divisions sans fin qui ont si longtemps exercé la sagacité des cliniciens et des anatomo-pathologistes. Nous devons néanmoins, au début de cette étude, délimiter notre sujet d'une façon bien nette, car, plus qu'en aucune autre région, le sens du mot tumeur peut prêter ici à des confusions regrettables. Adoptant la définition de Cornil et Ranvier (1) pour les tumeurs en général, nous décrirons sous le nom de tumeurs de l'ombilic « toute masse constituée par un tissu de nouvelle formation (néoplasme) ayant de la tendance à persister ou à s'accroître » et développée aux dépens des éléments constituants de la paroi et de la cicatrice ombilicale. C'est dire que nous éliminons d'emblée du cadre que nous nous sommes tracé, les hernies ombilicales viscérales ou graisseuses, les hydrocèles temporaires dues à la dilatation de l'ombilic dans l'ascite, les tumeurs que viennent faire parfois à la région les kystes hydatiques du foie, de la rate (Quincke), la péritonite enkystée, les collections purulentes dans certains cas de péritonite, enfin divers néoplasmes des organes intra-abdominaux et particulièrement du grand épiploon qui se portent vers l'ombilic, mais n'en font pas partie. Nous éliminons aussi les abcès de la paroi et les concrétions ombilicales qui ne sont pas véritablement des tumeurs.

Nous n'étudierons pas non plus les tumeurs urinaires formées par la dilatation de l'ouraque, ni ces bourgeons qui limitent extérieurement les fistules stercorales et urinaires.

Nous ne faisons que signaler les néoplasies syphilitiques ; toutes ces affections trouveront place au chapitre du diagnostic.

Un mot encore : les tumeurs adénoïdes, dont l'origine est diverticulaire, rentrent dans la classe des tumeurs.

Il nous faut maintenant justifier l'importance et le but du sujet. Les tumeurs de l'ombilic, dit Blum, quoique rares, méritent cependant d'être décrites à cause de leurs variétés et des signes particuliers qu'elles empruntent à

---

(1) Cornil et Ranvier. Manuel d'histologie pathologique, 1re partie, 1869-1873, p. 106.

la région. Et, en effet, pathogénie, diagnostic, pronostic, intervention sont autant de points qui intéressent le chirurgien. Nous nous sommes proposé dans ce travail de faire ressortir ces points intéressants avec chaque variété de tumeur. Nous ne nous piquons pas d'originalité; certes, les tumeurs de l'ombilic ont été étudiées, bien avant nous, mais nous devons ajouter qu'il n'existe pas encore de travail complet sur cette question.

Décidé, pour cette étude, à tracer séparément l'histoire de chaque tumeur, nous nous contenterons de signaler ici les travaux d'ensemble.

Si nous exceptons l'article de Boyer dans le *Traité des maladies chirurgicales* de 1849, il nous faut arriver jusqu'en 1874 pour trouver un premier travail d'ensemble sur les tumeurs de l'ombilic. C'est à cette époque que E. Küster, dans un mémoire inséré dans *Arch. fur. Klin*, XVI, art. 1er, p. 234, rapporte cinq cas de tumeurs de l'ombilic observées chez l'adulte, et, à ces cas que lui ont fourni ses recherches bibliographiques, il en ajoute trois inédits. Küster consacre la deuxième partie de son mémoire à un aperçu anatomique de la région, et ajoute quelques mots sur les signes et le traitement des tumeurs ombilicales.

En 1876, M. Blum publie dans les *Archives générales de médecine*, un travail sur le même sujet. Dans ce travail, il range les concrétions à côté des kystes dermoïdes. L'article du *Dictionnaire Jaccoud* ne mérite pas d'être signalé; les tumeurs de l'ombilic y sont traitées en une demi-page.

Dans son excellent *Traité de pathologie externe* (1878), le professeur Duplay consacre un chapitre spécial aux tumeurs de l'ombilic considérées chez l'enfant et chez l'adulte. De même M. Nicaise les décrit dans son article du *Dictionnaire encyclopédique* (1881).

Enfin, Poulet et Bousquet parlent aussi des tumeurs de l'ombilic de l'enfant et de l'adulte.

Ces trois derniers articles, écrits avec grand soin, exposent la question aussi clairement que possible; malheureusement, le caractère même des ouvrages dans lesquels ils ont été publiés s'opposait à une étude de détails.

En 1883, parut la thèse de Codet de Boisse; comme Küster et Blum, Codet n'étudie que les tumeurs de l'adulte. Le travail de Codet est clair et méthodique, mais il est un peu trop concis : il y manque plus d'un point intéressant.

Kolaczeck (1875), Otto Küstner (1877) ont écrit sur l'adénome; Broussolle (1886), dans son mémoire, n'a en vue que le granulome. Le professeur Lannelongue est le seul qui ait fait une étude d'ensemble des tumeurs de l'ombilic chez l'enfant.

Quant à nous, nous avons réuni toutes les tumeurs de l'ombilic (enfant, adulte) dans un même travail, et nous avons tâché de les étudier aussi complètement que possible en nous inspirant des travaux antérieurs et des observations récentes, dont quelques-unes sont inédites; nous avons fait, en somme, un vrai travail d'ensemble; voilà un premier point.

Mais ce n'est pas tout; aux travaux antérieurs nous avons dû ajouter plus d'un point, ou nouveau ou laissé dans l'ombre; c'est ainsi que nous avons complété l'histoire du granulome et de l'adénome ombilical. Nous avons rectifié un point d'historique en montrant que les premières observations d'adénome étaient dues non à Küstner, comme on le dit dans les ouvrages classiques, mais à Kolaczeck. Le premier, nous avons rangé dans la classe des adénomes le cas de M. H. Tillmanns et nous avons proposé une division des adénomes en intestinal et stomacal.

Nous avons tracé l'histoire du cancer secondaire de l'ombilic, et grâce à l'obligeance du professeur Damaschino, nous avons pu l'étudier dans ses rapports avec le cancer des organes intra-abdominaux, et en tirer des conclusions.

Nous nous sommes longuement étendu sur le diagnostic et le traitement. A propos du diagnostic, nous avons attiré l'attention sur l'erreur qui consiste à prendre une tumeur maligne pour un phlegmon de la région ombilicale; ce point n'avait pas encore été mis en relief et il méritait d'être signalé.

Enfin, nous rapportons toutes les observations connues auxquelles nous en ajoutons un certain nombre qui sont inédites. Plusieurs de nos observations sont publiées in extenso à cause de leur importance. D'autres qui sont incomplètes et dans lesquelles l'examen histologique n'a pas été fait, ne sont citées qu'à titre de complément; la rigueur scientifique exige que le lecteur soit prévenu.

Puisse ce modeste travail être de quelque utilité. Nous n'avons pas la prétention d'avoir tout dit sur un sujet relativement nouveau; condenser, simplifier, compléter, telle a été notre devise. Peut-être sommes-nous resté au-dessous de notre tâche, peut-être avons-nous commis des erreurs; notre bonne volonté sera notre excuse.

Le plan que nous allons suivre dans l'étude des tumeurs de l'ombilic est bien simple. Après avoir établi une division, nous étudierons séparément chaque variété de tumeur.

Le pronostic, le diagnostic et le traitement constitueront les trois derniers chapitres.

Nous voulions tout d'abord commencer notre étude

par un chapitre d'anatomie ; nous avons abandonné ce projet, car il nous eût peut-être mené trop loin. Nous aimons mieux supposer cette région bien connue.

Nous avons omis à dessein le chapitre historique, parce que tracer l'historique général des tumeurs de l'ombilic eût été s'exposer à des redites. Nous avons déjà signalé rapidement les travaux d'ensemble qui ont paru sur la question ; chaque variété de tumeur comportera un historique spécial.

Avant d'entrer de plain-pied dans l'étude des tumeurs ombilicales, un devoir bien cher s'impose à nous : celui de remercier M. le professeur Duplay de la bienveillance qu'il a toujours montrée à notre égard. Qu'il sache que ce n'est point par respect de la tradition, mais bien par un sentiment de vive reconnaissance que nous l'inscrivons en tête de notre thèse inaugurale.

Nous ne saurions trop remercier M. le professeur **Le Fort** du bon accueil qu'il nous a fait dans son service où nous avons passé notre dernière année d'internat. Nous conserverons de ce maître éminent un souvenir plein de gratitude et d'affection.

MM. les professeurs Richet et Guyon doivent figurer aussi en tête de notre liste : le premier a bien voulu nous accepter comme interne pendant l'année 1885 ; le second a guidé nos premiers pas dans la carrière chirurgicale.

Que M. le professeur Grancher daigne agréer l'expression de notre reconnaissance. Des circonstances spéciales nous ont empêché de le suivre en qualité d'interne ; nous les regretterons toujours. Nous ne saurions oublier nos premiers maîtres dans les hôpitaux : MM. les professeurs Gosselin, Hardy, Damaschino, Brouardel ; MM. Paul Berger, Landouzy, du Castel. Rappelons enfin les noms de MM. Balzer, Albert Robin, Audhoui, Peyrot,

Félizet, Paul Segond ; l'enseignement de tous ces maîtres sera le guide de notre carrière médico-chirurgicale.

Nous devons remercier d'une façon spéciale M. Farabeuf, professeur agrégé, chef des travaux anatomiques pour les excellentes leçons et les précieux conseils que nous avons reçus de lui pendant le temps que nous avons passé à l'École Pratique.

Mille remercîments à tous ceux qui nous ont aidé dans nos recherches bibliographiques ou qui ont mis à notre disposition leur connaissance des langues étrangères.

Mlles Sophie Herzenstein et Cécile Dylion, étudiantes en médecine, nous ont prêté leur gracieux concours ; MM. E. Chantre, Triboulet, Meyer, externes des hôpitaux ; J. Saprisa, Constantinesco, nous ont beaucoup aidé.

Enfin, notre cher ami Paul Despréaux, interne des hôpitaux, nous a été d'un grand secours. Permets-moi, mon vieux camarade, de te remercier ici publiquement.

DIVISION DES TUMEURS DE L'OMBILIC.

Nous sommes fort embarrassé pour donner des tumeurs de l'ombilic une division à la fois simple et scientifique.

« Les véritables tumeurs de l'ombilic, dit Nicaise, ne peuvent être l'objet d'une description précise. Les transformations que l'histologie a fait subir à la classification des tumeurs rendent difficile l'appréciation des faits publiés. Les descriptions données dans les observations varient selon la doctrine histologique du lieu et de l'époque où le fait a été observé. Nous tracerons donc seulement une sorte de cadre dans lequel nous ferons rentrer les observations plus précises de Virchow, Chassaignac, Dolbeau, Bryant, E. Küster, O. Küstner, Richet, Blum, O. Weber, Wulckow, etc., etc. »

On pourrait classer les tumeurs de l'ombilic d'après l'âge des malades, car certaines de ces tumeurs s'observent plus particulièrement chez l'enfant, d'autres chez l'adulte. Chez l'enfant on a observé l'angiome, le granulome, l'adénome, le myxome, le myxo-sarcome. Chez l'adulte on a trouvé le fibro-papillome, le kyste dermoïde, le sarcome, l'épithéliome, le carcinôme. Néanmoins cette classification est discutable; en effet certaines de ces tumeurs ont été observées à la fois chez l'enfant et chez l'adulte. En outre, il est de ces tumeurs, les kystes dermoïdes par exemple, que l'on observe chez l'adulte et cependant c'est à l'enfance que remonte leur origine.

La classification donnée par Cornil et Ranvier pour les tumeurs en général, classification basée, on le sait, sur l'analogie des tumeurs avec les tissus normaux, pourrait aussi être mise en avant. Nous décririons alors dans un premier chapitre le sarcome ou tumeur constituée par un tissu analogue au tissu embryonnaire ; le myxome, le fibrome, le carcinome constitués par un tissu dont le type se retrouve dans le tissu conjonctif, feraient l'objet d'un second chapitre, etc., etc. Cette classification vraiment scientifique ne peut être adoptée, car elle a l'inconvénient de rapprocher des tumeurs dont le type clinique est fort différent.

Rappelons pour mémoire la classification de Küster ; cette classification qui n'a en vue que les tumeurs de l'adulte, est basée sur la pathogénie et l'anatomie pathologique :

1° Néoplasmes développés aux dépens de la peau de l'ombilic.

    a) Papillomes.
    b) Kystes dermoïdes.

2° Tumeurs développées dans la cicatrice ombilicale.

    a) Papillome.
    b) Carcinome.

3° Néoplasmes du trajet ombilical.

    a) Sarcome.
    b) Carcinome.

        1° Primitif « cellulaire ».
        2° Secondaire « médullaire ».

Enfin, une dernière classification et c'est celle que nous adopterons, consiste à diviser les tumeurs de l'ombilic en tumeurs bénignes et tumeurs malignes.

Cette division est simple et permet de décrire dans le
premier grand chapitre les tumeurs spéciales aux
enfants. Les tumeurs bénignes et malignes comprennent des variétés et nous procéderons à leur étude
dans l'ordre suivant :

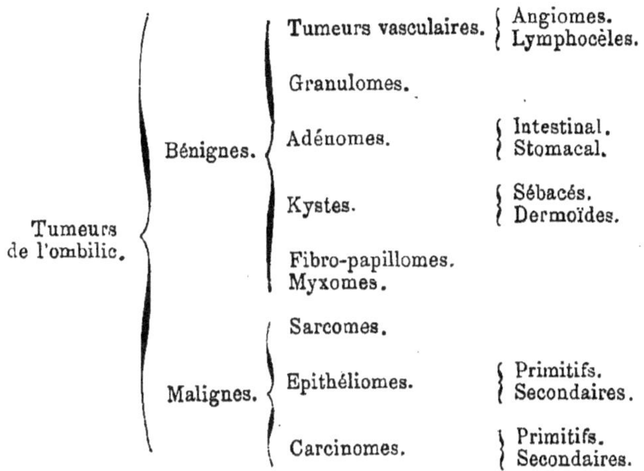

PREMIÈRE PARTIE

TUMEURS BÉNIGNES.

I.

Tumeurs vasculaires.

Qu'entend-on par tumeur vasculaire ombilicale? Le fongus ombilical est-il une tumeur vasculaire?

Hâtons-nous de répondre à ces deux questions, car on est tenté tout d'abord de confondre le fongus ombilical avec les véritables tumeurs vasculaires, et il est indispensable que le lecteur soit fixé sur le sens du mot fongus ombilical. Tous les auteurs acceptent aujourd'hui l'opinion de Virchow. D'après le professeur de Berlin, on doit distinguer deux sortes de fongus ombilical; l'une, la plus commune, est une prolifération très vasculaire et saignant facilement. A cette variété appartiennent les tumeurs désignées sous le nom de masses polypeuses, verruqueuses, fongueuses.

Sans doute ces tumeurs renferment des vaisseaux et même en grande quantité, mais l'élément principal est représenté par le tissu de granulation. Aussi O. Küstner les désigne-t-il, et avec raison, sous le nom de granulomes.

La seconde variété est bien différente. Ce qui prédo-

mine ici c'est l'élément vasculaire ; les tumeurs de
cette variété méritent seules la dénomination de
tumeurs vasculaires, d'angiomes. Nous excluons aussi
de notre cadre ces dilatations veineuses péri-ombili-
cales, que l'on observe dans certaines affections du foie
et dont la pathogénie est bien connue depuis le remarquable mémoire du professeur Sappey. Ce sont de
simples dilatations veineuses et nullement de véritables tumeurs vasculaires.

A côté des tumeurs vasculaires sanguines prennent
place les tumeurs vasculaires lymphatiques, dont la
connaissance est due à Kœberlé.

En un mot, nous décrirons tout à l'heure sous le
nom de granulomes la première variété du fongus ombilical de Virchow, et nous ne décrirons dans ce chapitre sous le nom de tumeurs vasculaires, que les tu
meurs formées uniquement par des vaisseaux.

A. — Angiomes. — Nævi.

Ces tumeurs sont rares. D'après ce que dit A. Boyer
sur le varicomphale ou varices de l'ombilic, il paraît
qu'il n'a jamais vu de tumeur vasculaire dans cette
région.

En 1840 P. H. Bérard, dans l'article Ombilic du Dictionnaire de médecine en 30 volumes, s'exprime de
la façon suivante : « Je ne connais pas d'observation
de varicomphale et l'on pourrait, je crois, supprimer ce
mot du cadre nosologique. Je me bornerai à rappeler
les variétés anatomiques dont j'ai parlé à l'article « Abdomen » de cet ouvrage. »

Graefe « *Angiektasie*, p. 37 », cite un passage de
Gorter, où une varice faisant saillie hors de l'ombilic
est désignée sous le nom de varix palus.

La première observation parut en 1849, elle est due au baron Philippe Boyer. Nous ne l'avons trouvée signalée dans aucun des travaux qui ont paru sur les tumeurs de l'ombilic. Et cependant, il s'agit bien dans cette observation d'une tumeur vasculaire de l'ombilic.

Chassaignac présente en 1855, à la Société de chirurgie, un enfant de 6 mois portant à la région ombilicale une tumeur érectile veineuse d'un assez grand volume.

En 1886, le Dr Braxton Hicks publie dans *Transactions of the obstetrical Society of London,* un cas de tumeur érectile qui s'était présenté dans la pratique de Fréd. Lawton.

Enfin, Blum cite parmi les tumeurs vasculaires le cas de Maunoir que d'autres passent sous silence.

Dans les quatre cas que nous venons de signaler, il s'agit de tumeurs congénitales ; deux sont relatifs à des garçons, les deux autres se rapportent à des filles.

B. — LYMPHOCÈLES.

La connaissance de ces tumeurs est de date récente. Nul, avant Kœberlé, ne les avait signalées.

Nous lisons dans le *Dictionnaire de Médecine et de Chirurgie pratiques,* article Ovaire « kystes » (t. XXV, p. 522) : « Parfois, à propos des kystes volumineux de l'ovaire, les vaisseaux lymphatiques sous-ombilicaux prennent un développement excessif et l'ombilic devient le siège d'une tumeur (lymphocèle ombilicale) constituée exclusivement par des dilatations sacciformes de vaisseaux lymphatiques. »

Nous trouvons dans la thèse de Codet une note communiquée à M. Blum et dans laquelle le chirurgien de Strasbourg s'exprime en ces termes :

« Dans deux cas où elles compliquaient les tumeurs ovariques, je les ai chaque fois reconnues et excisées, lors de l'incision abdominale; l'une d'elles avait 8 centimètres de diamètre. Ces tumeurs n'ont jamais encore été décrites et encore moins reconnues sur le vivant. »

Nous n'avons donc rien à ajouter.

Contentons-nous seulement d'attirer l'attention des chirurgiens sur cette variété de tumeurs qui présente tout l'intérêt de la nouveauté et dont l'étude sera rendue plus facile, grâce aux progrès de la chirurgie abdominale.

OBSERVATION I.

Tumeur variqueuse de l'ombilic, par le baron Philippe Boyer. (Traité des maladies chirurgicales de Boyer, 1849, t. VI, p. 127.

Mlle C... M..., âgée de 9 ans, porte depuis sa naissance, sur le côté gauche inférieur de la saillie qui forme au nombril le cordon ombilical, une tumeur variqueuse veineuse, qui, d'abord très petite, augmente progressivement de volume. En l'année 1838, les parents de cette demoiselle m'avaient montré la tumeur; elle était peu volumineuse, ne tenait à l'ombilic que par un pédicule très mince, et était formée par des veines dilatées et comme entortillées les unes autour des autres. Elle était bleuâtre et molle au toucher. J'avais conseillé la section du pédicule avec des ciseaux; mais la mère, espérant que la tumeur ne ferait pas de progrès, et même pourrait disparaître spontanément, ne put consentir à l'opération. L'augmentation progressive de la tumeur, et surtout l'élargissement de son pédicule, qui, au lieu d'être adhérent par un seul point à la base du cordon ombilical, avait contracté des adhérences avec toute la hauteur de cette cicatrice, déterminèrent les parents à me consulter de nouveau, en l'année 1841. Je pensai, d'après les changements survenus dans le pédicule de la tumeur, qu'il n'était plus possible de l'exciser et qu'il fallait en faire la ligature, parce que la compression n'étant pas praticable dans cet endroit, je serais obligé d'avoir recours à la cautérisation par le fer rouge, s'il survenait la moindre hémorrhagie. Après quelques hésitations, les parents consentirent à l'application d'une ligature. En conséquence, le 7 décembre 1841, j'entourai le pédicule d'un fil ciré double, et le serrai au moyen d'un très petit serre-nœud, semblable à ceux mis en usage pour la ligature des polypes utérins. Je serre de nouveau, le lendemain, 8 décembre, puis le 9, et ce jour, il y a écoulement de trois ou quatre gouttes de sérosité sanguinolente. Ces constrictions répétées n'ont occasionné aucune douleur. Le 10, j'augmente la constriction, et il ne se manifeste aucun écoulement. La tumeur s'est desséchée et s'est durcie. La constriction avec le serre-nœud n'ayant plus aucune action, j'ôte cet instrument le 12 décembre, et j'applique un nœud de soie, semblable à celui que l'on fai pour le cordon ombilical. Ce lien reste jusqu'au 21. Je l'enlève avec peine et je trouve une légère ulcération à la peau. Le pédicule subsiste encore; la tumeur sèche et dure ressemble au cordon ombilical, après sa ligature.

Je mets une nouvelle ligature que je serre le plus possible. La tumeur est tombée le 29 décembre, sans douleur, et au moment où la petite fille s'en doutait le moins : elle a senti sous son pied un corps dur, et ayant regardé ce que c'était, elle a trouvé la tumeur de l'ombilic. La cicatrice était complètement fermée. Il fut impossible d'examiner la tumeur qui était desséchée et ne présentait plus aucune trace de structure.

OBSERVATION II.

Tumeur érectile veineuse développée au voisinage de l'ombilic chez un enfant de 6 mois. — Ablation par l'écrasement linéaire. — Guérison, par E. Chassaignac. (Traité de l'écrasement linéaire, 1856, p. 535.)

P... J..., enfant de 6 mois. Il présente sur la partie latérale gauche de l'ombilic une tumeur du volume d'un petit œuf de poule, non pédiculée, soulevant la moitié gauche de l'infundibulum cutané ombilical et communiquant à la peau qui la recouvre une teinte bleuâtre. La surface de la tumeur est semée de trois ou quatre petites taches, au niveau desquelles la teinte bleuâtre de la peau est plus foncée. Une autre tache plus considérable occupe le sommet de la tumeur.

Quand on comprime cette tache, on la fait pâlir; lorsque la compression est levée, on voit la coloration rouge devenir de plus en plus marquée.

La compression de la tumeur en totalité n'amène qu'une réduction peu marquée.

Le début de cette tumeur remonte à douze ou treize jours après la naissance, époque à laquelle la mère constata l'existence d'une petite tache de la grosseur d'une tête d'épingle. On appliqua alors un bandage. Au bout de six semaines, augmentation de volume. Depuis deux mois, nouvel accroissement. Ablation par l'écrasement linéaire.

Examen histologique : « Ch. Robin », tissu adipeux, vaisseaux et tissu cellulaire. Dans plusieurs points, dilatations comme variqueuses.

OBSERVATION III.

Cas de tumeur érectile dans la gaine du cordon chez un nouveau-né, par F. Lawton, communiqué par le Dr Braxton-Hicks. (Transact. of the obstetric. Soc. of London, 1866, t. VII, p. 210.)

Lawton assiste à la naissance d'un bel enfant mâle ; il trouve en liant le cordon une tumeur du volume et de la forme d'une gourde de moyenne grosseur. Section du cordon au-dessus de la tumeur.

A l'examen, cette tumeur paraissait comme charnue; lorsque l'enfant criait, la tumeur se remplissait de sang, et l'intestin était projeté dans les enveloppes. On réduit la hernie et l'on applique une pelotte. Deux jours après, Lawton dissèque la tumeur et trouve dans une deuxième enveloppe du sang très foncé. Trois jours après, odeur repoussante, ombilic enflammé. Enveloppe du cordon gangrenée. Lawton réduit l'intestin et pratique l'ablation de la tumeur sanguine, cette ablation est faite au moyen de la ligature. Examen microscopique : toute la masse était librement pénétrée par de gros vaisseaux sanguins et formée principalement de leurs ramifications ; ces gros vaisseaux étaient entourés de tissu aréolaire ; par places, le tissu conjonctif formait des parties solides.

OBSERVATION IV.

(Mémoire sur le fongus médullaire, p. 98.)

Maunoir cite un enfant qui naquit avec une hernie ombilicale surmontée d'un fongus ayant le volume d'une fraise et saignant au moindre attouchement. La ligature guérit la tumeur et la hernie.

II.

Granulomes. — Fongus ombilical des nouveau-nés.

Le granulome fongus ombilical des nouveau-nés constitue la première variété des tumeurs vasculaires de l'ombilic de Virchow. Dugès le premier fait mention du granulome. Voici comment il s'exprime à l'article Ombilic du *Dictionnaire de Médecine* en 15 volumes « 1834, t. XII, p. 159 » :

« Je terminerai cet article par quelques mots sur une petite maladie assez commune, peu connue cependant, et qui pourrait faire commettre de graves erreurs puisqu'on l'a quelquefois confondue avec l'exomphale épiploïque ; je veux parler du fongus ombilical, dont un des premiers peut-être j'ai reconnu la nature.

A. Cooper, en 1837 « *OEuvres chirurgicales* », consacre quelques lignes au fongus ombilical et en rapporte une observation.

En 1857, Nélaton consacre un chapitre de pathologie chirurgicale au granulome de l'ombilic, qu'il désigne sous le nom d'excroissance fongueuse.

Au dire de Depaul, ce chapitre serait la première description écrite qui ait paru sur le fongus ombilical. Mais, ajoute-t-il, bien longtemps avant, dans ses leçons cliniques, Paul Dubois avait appelé l'attention de ses élèves sur ce petit fait pathologique, et je crois pouvoir affirmer que c'est là que Nélaton a puisé les renseignements qui lui ont permis de le décrire.

Nous serons et juste et sage en accordant la priorité à Dugès, en acceptant que P. Dubois ait parlé du granulome dans ses leçons cliniques et en reconnaissant que Nélaton lui a consacré un chapitre intéressant dans son traité de chirurgie. Voilà la vérité.

En Angleterre, le granulome a été décrit pour la première fois par Athol Johnson en 1860.

Avant la publication de l'ouvrage de Nélaton avaient paru les observations de Doepp, 1840 ; de Fabrège, 1848, de Simpson, 1856.

De 1853 à 1870, nous trouvons les articles de Francis Condie, Cooper Forster, Guersant, Holmes ; ces auteurs traitent plus ou moins longuement du fongus ombilical dans des ouvrages didactiques sur les maladies des enfants.

Virchow, dans sa *Pathologie des tumeurs*, consacre un chapitre spécial au fongus de l'ombilic. C'est dans ce chapitre que nous trouvons la division du fongus en deux variétés : la première est constituée par le vrai fongus, par le granulome ; quant à la seconde, elle est rangée parmi les nœvi.

En 1876, Kolaczek rapporte deux cas de granulome.

Le Dr Otto Küstner, assistant à la policlinique gynécologique de Halle, publie en 1877, dans les Archives de Virchow, un mémoire intéressant sur l'adénome et le granulome de l'ombilic chez les enfants. Dans ce mémoire, il montre la différence qui existe entre ces deux variétés de tumeurs et nous fait bien connaître la structure du granulome.

En 1879, Ch. Féré, présente à la Société anatomique « séance du 25 août » une note sur les fongosités de l'ombilic chez les nouveau-nés. Cette note est accompagnée de deux observations, et présente quelques points intéressants que nous saurons mettre à profit.

Le *Compendium des maladies des enfants* de Johann Steiner, paru en 1880, le *Manuel de Pathologie infantile* de Descroizilles « Paris, 1884 », le tout récent *Traité des maladies chirurgicales des enfants*, de Ed. Owen, qui date de 1885, renferment chacun un chapitre sur le fongus ombilical.

Citons encore le mémoire de Chandelux, inséré dans les *Archives de physiologie* de 1881, et celui de Lannelongue et Frémont, publié en janvier 1884 dans les *Archives de médecine*.

Ces deux mémoires ne se rapportent pas directement au granulome, mais ils permettent de le mieux comprendre et de le différencier d'une autre variété de tumeur qu'on observe aussi chez les enfants et qui peut facilement induire en erreur.

Nous arrivons enfin au travail le plus récent sur le fongus ombilical. Il date à peine de quelques mois, puisqu'il a été publié au mois de juillet dernier dans le Journal des *Maladies de l'Enfance*.

Cette monographie due à la plume de mon excellent collègue et ami E. Broussolle, résume complètement la question du granulome. Aussi, puiserons-nous largement dans ce travail, auquel nous ne pourrons ajouter que quelques points de détail.

Après cet énoncé historique, on ne sera pas étonné de voir cette affection désignée sous les dénominations les plus diverses. L'aspect de la tumeur, sa structure, l'interprétation qu'on en a donnée, ont tour à tour servi de prétexte pour la baptiser. Dugès qui le premier décrivit le granulome, lui donna le nom de fongus ombilical, dénomination qui, soit dit en passant, a survécu.

Nous trouvons ensuite des dénominations variées qui constituent un véritable chapitre de synonymie ; nous allons les indiquer en suivant l'ordre chronologique.

Excroissance de l'ombilic (Doepp).

Excroissances polypeuses de la fosse ombilicale (Fabrege).

Excroissances fongueuses de l'ombilic (Nélaton).

Tumeur fongoïde (Condie).

Excroissances de l'ombilic (Cooper Forster).

Végétation ombilicale (Guersant).

Bourgeonnement de l'ombilic (Depaul).

Tumeur verruqueuse de l'ombilic (Holmes, Athol Johnson).

Granulome de l'ombilic (Virchow, Otto Küstner, Nicaise, Lannelongue).

Fongosités de l'ombilic (Ch. Féré).

Fongus ombilical (Johann Steiner, Marduel).

Sarcomphale (Steiner).

Fongus vasculaire ombilical (Duplay).

Fongosités de la région ombilicale (Descroizilles).

Petits polypes vasculaires de l'ombilic (Owen).

Végétations de l'ombilic chez les nouveau-nés (E. Broussolle).

Toutes ces dénominations peuvent être divisées en deux catégories ; dans l'une, les auteurs se sont laissés guider simplement par l'aspect de la tumeur et se sont servi d'un terme générique ; ils ont dit des végétations, des excroissances fongueuses ; dans l'autre, plus sages, ils ont étayé leur choix sur une base plus solide, en tenant compte de la structure de la tumeur. Ainsi ont agi et Virchow et le professeur Duplay en choisissant les dénominations de granulome et de fongus vasculaire ombilical des nouveau-nés.

Désormais, nous n'emploierons que ces deux dénominations qui sont les plus usitées et, contrairement à Broussolle, nous rejetons celle de végétations qui est moins précise.

De toutes les tumeurs ombilicales qu'on observe chez les enfants, le granulome est le plus fréquent. Nous connaissons déjà l'opinion de Dugès, qui le considère comme « une petite maladie assez commune et cependant peu connue ». Sans vouloir citer tous les cas observés, rappelons que Fabrège, Cooper Forster, Guersant, Holmes en ont rencontré plusieurs cas.

O. Küstner en a observé sept. Lannelongue, trois.

Broussolle « dans l'espace de quatre mois » en a observé cinq cas.

Ce ne sont pas des tumeurs congénitales et c'est là un caractère important. Elles se développent pendant ou après la chute du cordon, le plus souvent immédiatement après, dit Nélaton. C'est dire que ces tumeurs s'observent chez les nouveau-nés dans les premiers jours ou les premières semaines qui suivent la naissance.

En dépouillant les observations de granulome, on constate que l'époque d'apparition est variable : Cooper Forster a vu la tumeur se montrer, dans un cas, après la chute du cordon ; dans un autre, un mois après la naissance.

D'après Féré, ces tumeurs se montrent dans les quatre ou cinq jours qui suivent la chute du cordon. Pour Depaul, c'est sur des enfants de 8 à 10 jours et même plus qu'on observe le granulome.

Les sept cas de O. Küstner se rapportent à des enfants de 2 à 5 semaines.

Nous ne pouvons donc admettre l'opinion de Brousselle, d'après laquelle ces tumeurs se rencontreraient du deuxième au quatorzième jour après la naissance. Il est plus juste de dire qu'elles peuvent se développer du quatrième au vingtième jour.

Mais le médecin a rarement l'occasion d'observer ces tumeurs à cette période ; en général, les parents ne vont consulter que tardivement, parce que l'attention n'est pas éveillée sur cette petite excroissance faute de soins, et aussi parce que, souvent, la tumeur est tout à fait cachée au fond de la dépression ombilicale. Souvent aussi on se méprend sur la nature de la tumeur, d'où nouvelle cause de retard.

On pourrait se demander si le mode de ligature du cordon n'exerce aucune influence sur l'apparition du fongus ombilical. On n'en sait rien ; nulle part on ne trouve mentionnée aucune particularité à ce sujet.

La fréquence est à peu près la même dans les deux sexes ; nous avons relevé, dans nos observations, quatre garçons et trois filles. Sur cinq cas, Broussolle en a vu quatre chez des garçons pour un chez une fille. Lannelongue cite trois cas, dont deux chez des petites filles et un chez un garçon.

Nous trouvons, en somme, huit cas chez des garçons et six chez des petites filles. Étant donné le petit nombre de cas où le sexe a été spécifié, la proportion est à peu près la même.

D'après Dugès et Nélaton, les granulomes sont quelquefois multiples, mais le plus souvent uniques. Depaul en aurait observé plusieurs sur le même sujet.

Ces tumeurs se présentent le plus ordinairement sous l'aspect d'une petite excroissance à surface, tantôt lisse et unie, tantôt, et plus souvent, ridée, sillonnée et comme mamelonnée. Elle rappelle, à s'y méprendre, l'aspect d'un bourgeon charnu de bonne nature; la tumeur est rouge, luisante, humide. Dans quelques cas, la vascularité est très accentuée et l'on trouve alors deux caractères signalés par plusieurs auteurs : d'une part, la teinte plus rouge quand l'enfant pousse des cris; d'autre part, la facilité des hémorrhagies.

Ce sont ces cas qu'il faut se garder de confondre avec les nævi de l'ombilic qui sont congénitaux.

Quelquefois la vascularité est telle que le fongus prend un aspect spécial. Témoin le fait de Forster dans lequel la tumeur, de forme oblongue, fut comparée à une hémorrhoïde allongée.

Le volume est assez variable, car il dépend de l'ancienneté de la tumeur : parfois, pas plus larges qu'une tête d'épingle, les granulomes peuvent atteindre les dimensions d'un raisin de Corinthe (Owen). Règle générale, le volume varie depuis celui d'un pois jusqu'à celui d'une noisette (Johnson, Descroizilles).

Leur forme varie aussi : elle est le plus souvent arrondie ou conoïde. Quelquefois, ce sont des saillies minces, presque absolument cylindriques, de deux ou trois millimètres d'épaisseur seulement, mais pouvant atteindre une longueur d'un centimètre et plus.

Forster cite un cas dans lequel la tumeur mesurait trois quarts de pouce et se présentait sous l'aspect d'une excroissance pendante, qu'on pouvait prendre pour une portion du cordon.

Dans un autre cas, du même auteur, la tumeur atteignait presque un pouce de long.

La forme cylindroïde, que présentent certains fongus, a fait naître deux hypothèses sur leur pathogénie ; nous reviendrons tout à l'heure sur ce point.

La forme et l'aspect de ces tumeurs les ont fait comparer à une petite fraise, à une frambroise, à une cerise, à un grain de blé.

D'autres fois, on peut mieux les comparer à un tubercule ou à une papille (Holmes), à un mamelon ou à un polype (Owen, Guersant).

Depaul en distinguait deux variétés : la première s'offrant sous l'apparence d'un point rougeâtre au niveau d'une ulcération; la deuxième, constituée par une petite pyramide à base adhérente.

La consistance des granulomes est nulle; elle donne la sensation particulière aux tissus fongueux qui se laissent déprimer et aplatir facilement.

Néanmoins, ils ne sont pas réductibles; il n'est pas possible de les faire disparaître en entier par la pression digitale ou par des bandages. S'il est de petit volume, on parvient à l'enfoncer au fond de la dépression ombilicale; mais la tumeur persiste et, si l'on déprime les bords du bourrelet cutané, elle réapparaît avec son volume primitif. On entrevoit déjà l'importance de cette irréductibilité au point de vue du diagnostic.

Il nous faut maintenant étudier le mode d'implantation du fongus ombilical; c'est dire que nous allons étudier et sa base et les rapports que celle-ci affecte avec la région.

Le fongus ombilical s'implante sur la cicatrice ombilicale, mais le mode et le lieu d'implantation sont variables. Tantôt la base est large, de même largeur que le reste de la tumeur. Plus souvent on constate un étranglement qui sépare la tumeur elle-même de son point d'implantation, d'où formation d'un pédicule. La portion resserrée ne se continue pas directement avec la peau : il existe un sillon plus ou moins profond, mais toujours assez net, où les caractères du derme cessent brusquement; à la teinte blanche des téguments fait suite la coloration rosée ou rouge du fongus.

Le pédicule est plus ou moins long : dans certains cas, il est facile à apercevoir; dans d'autres, au contraire, il est si petit et si profondément caché qu'il peut passer inaperçu. Le mode d'implantation est intéressant à connaître, non seulement au point de vue du diagnostic, mais encore au point de vue de l'intervention.

Lorsque le pédicule est long, la tumeur fait saillie au dehors ; lorsqu'il est très court ou lorsque la tumeur s'implante par une large base, elle peut rester cachée dans la fossette ombilicale. Aussi les auteurs insistent-ils sur la manière d'examiner le fond de la cicatrice.

Pour bien voir la maladie en question, dès sa naissance, dit Fabrège, on doit y regarder de près, en ayant soin d'écarter les espèces de lèvres formées par le rebord ombilical et qui, chez les très jeunes enfants, sont d'ordinaire fort rapprochées l'une de l'autre.

On peut alors préciser le mode d'implantation qui, la plupart du temps, se fait sur la moitié inférieure de la cicatrice ombilicale, non point en son milieu, mais sur ses bords.

Le granulome s'accompagne de la production d'une sérosité sanguinolente, d'un liquide visqueux, ou plutôt, d'après Lannelongue, d'une sécrétion franchement purulente d'abondance variable. Cette sécrétion purulente provient-elle du granulome, ou bien n'est-ce pas elle qui, plus abondante que de coutume, favorise la production de la tumeur ? Ce liquide tache le linge en jaune et fait comme une croûte qui le raidit, particularité qu'on ne retrouve pas dans les autres tumeurs de l'ombilic.

L'abondance de cet écoulement, qui attire l'attention dès le début, ne tarde pas à déterminer de la rougeur, de l'eczéma et une petite excoriation de la partie extérieure du bourrelet ombilical. Dans un cas cité par Forster, chez un enfant de un an et demi, cette ulcération atteignait des dimensions assez grandes. Il est vrai d'ajouter que cette tumeur de date ancienne, puisqu'elle était apparue à la naissance, avait acquis un poids et un volume considérables.

Une déduction s'impose : dans tous les cas d'ulcération ou d'eczéma à l'ombilic, il faut faire des recherches minutieuses dans les replis de la région, puisque nous savons déjà que la tumeur, profondément cachée, peut passer inaperçue.

Les accidents locaux sont nuls ou à peu près : abondance de l'écoulement, léger suintement hémorrhagique (rarement de véritables hémorrhagies) sont les deux accidents que nous ayons à signaler.

Le fongus ombilical n'occasionne pas de douleur ; les cris des enfants ne sont dus dans bien des cas qu'à l'irritation de la tumeur par les froissements qu'elle subit.

Signalons, en terminant la symptomatologie, la coexistence du granulome avec des hernies congénitales ; mais la hernie se rencontre de préférence dans d'autres tumeurs elles-mêmes congénitales « *kystes sébacés, adénomes* ».

Citons enfin un caractère qui a été attribué à tort aux granulomes ; certains auteurs ont rangé parmi les granulomes des tumeurs présentant à leur centre un petit canal d'où ne s'échappait aucun liquide et qui ne paraissait communiquer avec aucun viscère de l'abdomen. Dans quelques cas, dit Holmes, la tumeur est parcourue, mais seulement dans une courte étendue, par un petit canal duquel ne s'échappe aucun liquide, et qui ne s'ouvre pas dans la vessie. Il est probable que l'on a confondu dans ces cas le fongus ombilical avec les tumeurs adénoïdes ou les tumeurs fongueuses qui se trouvent quelquefois à l'entrée des fistules congénitales d'origine intestinale ou vésicale et dont le trajet ne laisse plus écouler que peu de liquide ou est en partie oblitéré. Qu'on se rappelle bien que la présence d'un canal dans l'intérieur de la tumeur n'appartient nullement aux végétations acquises de l'ombilic.

La marche des granulomes présente une particularité qui mérite d'être signalée ; l'accroissement est beaucoup plus rapide au début ; ils atteignent dans les premiers jours et les premières semaines le volume d'un pois, d'une lentille, d'une petite fraise. — Ce développement a lieu par des bourgeons successifs, ce qui donne à la tumeur un aspect lobulé et mamelonné. — Le granulome peut ainsi s'accroître lentement pendant des semaines et des mois, sans tendance ni à diminuer ni à s'atrophier.

Cependant, quelques auteurs pensent que, dans certains cas, le granulome tombe avec le temps. Le plus souvent l'intervention est nécessaire.

Dans quelques cas, il survient des récidives. Steiner dit avoir observé un cas dans lequel le moignon granuleux reparût à la suite d'ablations répétées, jusqu'à la quatrième année de la vie. (*Dict. encyclopéd.*, t. XIII, 2ᵉ série.)

Comment expliquer la formation du fongus ombilical ? Les opinions se réduisent à deux : la première, c'est la théorie du bourgeon charnu ; la seconde peut être désignée sous le nom de théorie vasculaire.

Voici la première opinion d'après l'auteur lui-même : « Comme toute partie mortifiée, dit Dugès, le cordon ombilical se détache par une ulcération de la peau à laquelle il a si longtemps adhéré, et cette ulcération fournit à peine, la plupart du temps et durant la première journée, une goutte de sérosité purulente. Chez quelques enfants elle dure deux ou trois jours et, chez d'autres, elle donne naissance à des fongosités qui, baignées dans le pus (*Blennorrhée de l'ombilic* de J. Steiner) que le repli cutané retient autour d'elles, ne tardent pas à s'accroître. » Cette opinion, fondée sur

une théorie erronée du mécanisme de la chute du cordon est admise par Nélaton.

Guersant dit que le granulome n'est autre chose
qu'un bourgeon charnu qui a pris l'aspect d'un polype.

D'après les auteurs de la théorie vasculaire, le fongus
pourrait être constitué par un vaisseau qui ne se serait
pas trouvé coupé au même niveau que le reste du cordon. Pour Denis de Commercy, ce serait la veine
(*Recherches d'anatomie et de physiologie pathologiques sur
plusieurs maladies des enfants nouveau-nés*, 1826, p. 292).
Pour Velpeau et Béraud, ce serait une artère (*Manuel
d'anatomie*, p. 356). Nous ne faisons que signaler ces
opinions sans les commenter.

Tout en admettant le bourgeon charnu, nous dirons
avec l'auteur du dernier travail sur le granulome qu'il
est prématuré de rechercher la cause de l'apparition des
tumeurs à l'ombilic, lorsque nous ignorons quelles sont
les causes de leur développement dans tout autre point
de l'organisme. Bornons-nous, ajoute-t-il, à constater
le fait de la fréquence de leur existence au niveau de
la cicatrice ombilicale, au moment où vient de se ter-
miner le travail de séparation du cordon et de ses divers
éléments.

Les végétations non congénitales de l'ombilic qu'on
observe chez le nouveau-né offrent, au point de vue
histologique, plusieurs variétés. Nous comprenons
maintenant qu'on leur ait donné différentes dénominations et qu'on y ait fait rentrer tour à tour les sarcomes,
les granulomes, les papillomes. Le fait est que, dans
bien des cas, ces tumeurs offrent des types mixtes selon
la prédominance de tel ou tel élément anatomique.

Une des observations de Broussolle se rapporte à un
myxosarcome télangiectasique, l'autre à un papillome.

Néanmoins, deux faits restent bien établis d'ores et

déjà : le premier, c'est que l'on observe chez le nouveau-né, pendant ou après la chute du cordon, un groupe de tumeurs d'aspect clinique identique; le deuxième, c'est que, histologiquement, ces tumeurs présentent un caractère commun : leur richesse en tissu embryonnaire et en vaisseaux de nouvelle formation, dont quelques-uns sont le siège d'endartérite.

Ces particularités peuvent peut-être s'expliquer lorsqu'on songe que la chute du cordon ombilical et l'oblitération des artères n'a pas lieu par un travail d'ulcération, mais par un travail spécial qui s'accompagne dans les artères d'une prolifération cellulaire de leur tunique moyenne.

Terminons ce chapitre d'histologie en rapportant la structure des granulomes observés par Küstner.

« Le centre et le pédicule de ces tumeurs sont constitués par des cellules conjonctives fusiformes; à la périphérie on trouve des cellules arrondies. A la surface externe, ces cellules arrondies sont très serrées, se comprimant les unes les autres; la substance intercellulaire est raréfiée. Seule, une tumeur volumineuse, enlevée sur un enfant de quatorze jours, était revêtue, dans la moitié de sa surface, d'un épiderme, et, à ce niveau, la tumeur était d'un rouge bleu foncé. Ces granulomes sont assez riches en vaisseaux à leur centre, toutefois les vaisseaux sont très fins. »

OBSERVATION V.

A. Cooper. (Œuvres chirurgicales, 1837, p. 336.)

Enfant âgé de 7 ans. Durant les quatre premières années de la vie, il avait eu un écoulement à travers l'ombilic; le cordon n'était pas encore cicatrisé. Petite tumeur fongueuse, rouge, saignant fréquemment et qui par intervalles laissait écouler une sérosité sanguinolente. Application d'une ligature; le lendemain, on enlève la tumeur avec des ciseaux.

OBSERVATION VI.

Excroissance de la partie profonde de l'ombilic, guérie par la ligature.
Dœpp. (Schmidts. Jarhbücher, 1840, t. XXVII, p. 178.)

Garçon chez lequel la cicatrisation de l'ombilic n'était pas opérée après le temps ordinairement nécessaire. On constatait presque au milieu de l'ombilic, un peu à gauche, une petite tumeur du volume d'une lentille, appendue à un pédicule de plusieurs lignes de longueur. Suintement qui tachait le linge. La petite tumeur était excavée en son centre. Ligature; après trente-six heures, le pédicule tombe et la cicatrisation se fait rapidement.

OBSERVATION VII.

Note sur les excroissances polypeuses de la fosse ombilicale chez les nouveau-nés, par le Dr Fabrège. (Journ. de mód. et de chir. de Malgaigne. Paris, 1848, t. IV, p. 353.)

Enfant de 1 mois; la mère avait remarqué un suintement extraordinaire au niveau de la fosse ombilicale depuis la chute du cordon. Je constatai une tumeur rougeâtre, pédiculée, du volume d'un pois. Ablation avec des ciseaux recourbés et cautérisation. Au bout de 7 à 8 jours la tumeur reparaît. Nouvelle ablation. Au bout de quelque temps, l'enfant est ramené pour un abcès de l'ombilic; incision, issue d'un fêtu de paille d'avoine. Guérison définitive.

OBSERVATION VIII.

Par le Dr Fabrège.

Petite fille de 3 semaines au nombril de laquelle la mère avait remarqué un corps rouge. En renversant en dehors la fosse ombilicale, je constatai l'existence d'une excroissance rouge, grenue, du volume d'un gros pois, saignant facilement au toucher. Ligature avec un fil de soie; l'excroissance tombe le troisième jour; cautérisation au nitrate d'argent.

OBSERVATION IX.

Excroissance de l'ombilic. Cooper Forster (The Surgical diseases of
Children. London, 1860, p. 106.)

Enfant de 7 semaines. Au niveau de l'ombilic tumeur de
forme oblongue et pendante, existant depuis la chute du cordon. Cette tumeur avait l'aspect d'une longue hémorrhoïde. La
coloration de la tumeur est plus intense sous l'influence des cris.
Sécrétion purulente. Ligature ; tombe en vingt-quatre heures.
Sous le microscope l'excroissance parut composée de cellules
graisseuses et ne pas contenir de vaisseaux.

OBSERVATION X.

Par Cooper Forster.

Enfant de 1 an 1/2. Excroissance ayant un pouce de long;
elle datait d'un mois après la naissance. Traitée en vain par le
sulfate de cuivre, le nitrate d'argent et les bandages. Ligature ;
guérison en une semaine.

OBSERVATION XI.

Note sur les fongosités de l'ombilic chez les nouveau-nés, par Ch. Féré.
(Soc. anat., 1879, séance du 25 avril.)

P... (Alice), née le 4 février 1878, reçue aux Enfants-Assistés
le 8 février. 15 février, il s'écoule un peu de pus par l'ombilic.
En ce point, petite tumeur rosée à surface granuleuse. Section
avec des ciseaux, cautérisation. — Examen histologique : masse
de tissu embryonnaire parcouru par des vaisseaux assez larges.
La tumeur est revêtue par une couche épidermique.

OBSERVATION XII.

Ch. Féré. (Soc. anat., 1879.)

P... (Gabrielle), née le 23 août 1878. Entrée le 2 septembre
dans le service de M. Guéniot. Il s'écoule un peu de pus par
l'ombilic ; on constate une petite tumeur du volume d'un grain
de blé ; surface rosée et granuleuse. — Ligature. Examen histologique ; tissu embryonnaire, tissu conjonctif ; vaisseaux dont
le calibre est moins considérable que dans le cas précédent.

OBSERVATION XIII.

Granulome. Lannelongue et Frémont. (Arch. gén. de méd., 1884,
v. I, p. 53.)

Jeanne R..., 3 semaines, apportée à l'hôpital le 10 avril.
Cordon tombé le dixième jour ; après sa chute, apparition au
niveau de l'ombilic d'une petite saillie aplatie, rosée ; pédicule
large de 5 millimètres, sur un millimètre de hauteur. Ecoule-
ment qui tache les linges en jaune ; extirpation avec les ciseaux ;
cautérisation. Examen microscopique : tissu embryonnaire, fibrilles conjonctives, vaisseaux nombreux.

OBSERVATION XIV.

Granulôme. (Lannelongue et Frémont.)

J. G..., 2 mois, entré le 22 avril 1883 pour une tumeur
ombilicale. Cordon tombé le quatrième jour ; depuis suppuration
assez abondante à l'ombilic. Au bout de deux ou trois semaines
on constate une tumeur plus grosse qu'un pois et mamelonnée ;
surface humide, brillante, lubrifiée par un liquide qui tache le
linge en jaune ; pédicule rétréci, extirpation avec les ciseaux,
cautérisation. — Examen histologique : tissu embryonnaire.

OBSERVATION XV.

(Lannelongue et Frémont.)

M. L..., 5 semaines, chute du cordon le onzième jour ; il
persiste une petite tumeur rouge, de la grosseur d'une tête
d'épingle. Cette tumeur augmente de volume, elle présente tous
les caractères du granulome ; extirpation. Examen histologique :
tissu conjonctif, beaucoup de jeunes cellules.

OBSERVATION XVI.

(Broussolle, 1886.)

B..., âgée de deux mois. Chute du cordon au bout de sept
jours ; huit jours plus tard la mère constate de la suppuration et
une petite tumeur à l'ombilic ; caractères du granulome. On
enlève la tumeur avec un fil. Examen histologique : tissu con-

jonctif jeune, on trouve quelques faisceaux conjonctifs minces et une grande quantité d'éléments cellulaires arrondis à gros noyaux ; il existe de nombreux vaisseaux de petit calibre. Revêtement épithélial pavimenteux stratifié qui recouvre la tumeur : papillome à stroma embryonnaire.

Observation XVII.

(Broussolle, 1886.)

P... (Henri), âgé de 2 mois ; le cordon tombe au bout de cinq jours; trois ou quatre jours après, écoulement et tumeur à l'ombilic ; il s'agit d'un granulome. Ablation par la ligature. Examen histologique : des faisceaux et des fibrilles de tissu conjonctif s'entrecroisent, de façon à limiter des alvéoles dans lesquelles sont contenues des cellules embryonnaires. Quantité de petits vaisseaux sanguins. Un tiers de la circonférence de la tumeur est recouvert d'un revêtement épithélial stratifié.

Observation XVIII. (Inédite.)

Recueillie dans le service de M. le professeur Trélat et communiquée par M. Gérard Marchant, chirurgien des hôpitaux.

J. G..., né en 1854. Coryza chronique ; dit qu'il a *toujours* eu le *nombril ouvert* (sic). Il s'écoulerait du liquide surtout après la marche.

En raison des arrêts de développement présentés par ce malade (syndactylie et polydactylie, oreille sans ourlet), étant donnée l'histoire qu'il racontait que son affection remonterait au premier âge, et l'écoulement qu'il accusait, on pouvait se demander s'il ne s'agissait pas d'une fistule urinaire par absence d'oblitération de l'ouraque.

Après avoir nettoyé avec soin les contours et le fond de l'ombilic, il fut facile, en écartant les lèvres de l'ouverture, de constater qu'on était en présence d'une *petite tumeur pédiculée*, à aspect framboisé, du volume d'un petit pois, et qui prenait insertion sur le fond de la cicatrice ombilicale. On essaya, avant de l'extirper, des *applications légères d'acide chromique ;* guérison après deux ou trois cautérisations.

OBSERVATION XIX. (Inédite.)

(Notre cher collègue et ami Broussolle nous a permis de prendre cette
observation dans le service de M. de Saint-Germain, à l'hôpital des
Enfants-Malades.)

Enfant d'un mois, bonne constitution. La ligature du cordon
a été pratiquée par une sage-femme ; la chute a eu lieu au
7° jour, depuis lors on a constaté toujours une légère sécrétion
purulente.

Sept jours après, apparition d'une petite grosseur à l'ombilic.
26 juillet. Cette tumeur saigne un peu.

Etat actuel. — La petite tumeur a le volume d'un gros pois,
elle est rouge, un peu irrégulière et rappelle l'aspect d'une
framboise.

Elle siège au fond de la dépression ombilicale.

Traitement. —Application d'une ligature. Examen histologique
pratiqué par notre cher collègue et ami Le Roy.

Le polype de l'ombilic que nous avons examiné présente dans
son ensemble la structure du tissu de granulation ; il est formé
de cellules embryonnaires tassées les unes contre les autres et
traversées par une très grande quantité de capillaires et de
vaisseaux de petit volume remplis de globules rouges. Ces
vaisseaux dans leur ensemble formeraient près du quart du
volume de la tumeur. Çà et là, on rencontre des îlots de tissu
réticulé très fin, parsemé de quelques rares cellules embryonnaires. Ces îlots se trouvent surtout vers le centre de la tumeur.
A la périphérie on ne voit pas de revêtement épithélial, à la
place, le tissu embryonnaire s'est fortement tassé et il est entre-
mêlé de faisceaux ondulés de tissu conjonctif fin. Au sommet de
la tumeur, à sa surface, existe un revêtement de cinq à six
rangées de vésicules adipeuses et de granulations graisseuses.

En somme le polype a la structure d'un bourgeon charnu très
vasculaire, renfermant une petite quantité de tissu réticulé.

III.

Adénomes.

Parmi les tumeurs que l'on observe à l'ombilic, les plus intéressantes et les plus curieuses sont les adénomes.

Sous ce nom on désigne des tumeurs ordinairement pédiculées, implantées sur la cicatrice ombilicale, irréductibles, assez comparables, comme apparence, aux granulomes ordinaires de cette région, mais d'une constitution anatomique tout à fait différente. Leur tissu en effet est celui d'une paroi d'intestin présentant à la fois et des glandes tubuleuses, et des fibres musculaires lisses.

Quoique les glandes s'y montrent en grand nombre et possèdent des proportions gigantesques, ces tumeurs ne répondent pas exactement à la véritable définition des adénomes. Néanmoins le mot adénome est heureux, et s'applique bien à cette variété spéciale de tumeurs que nous étudions.

Cette dénomination, acceptée par M. Nicaise et le professeur Duplay, est due à O. Küstner, qui au dire des auteurs, a le premier décrit les adénomes de l'ombilic dans un travail intitulé « de l'adénome et du granulome de l'ombilic chez les enfants », travail paru en 1877, dans les Archives de Virchow. Quelque temps auparavant, Küstner avait publié une note sur la structure du fongus ombilical; dans cette note il cite comme un fait nouveau la présence de fibres musculaires et de glandes, qu'il n'a observées d'ailleurs que dans un seul cas.

Mais déjà en 1875 (*Beitrage zur geschmulstlhere.*

Archiv. für Klinische chirurgie, vol. XVIII, p. 349), Kolaczek avait rapporté un examen microscopique très détaillé d'une tumeur ombilicale, qu'il avait observée et dont la description se trouve dans le journal de l'Institut pathologique de Breslau, 1871.

Il cite aussi un cas observé par le professeur Fischer le 6 juin 1874. Dans ce cas le diagnostic fut posé, dit Kolaczek, d'après un cas analogue opéré en novembre 1871.

Kolaczek désigne ces tumeurs sous le nom d'entéro-tératomes.

Nous sommes étonné de voir que Küstner non seulement ne rapporte pas les observations précédentes, mais ne cite même pas le nom de Kolaczek.

Peu de temps après la publication du mémoire de Küstner, parut une critique de ce mémoire. Kolaczek y réclame la priorité et avec raison ; il signale un nouveau cas observé par lui en 1876.

En 1881, Chandelux publie, dans les *Archives de physiologie*, un cas fort curieux de tumeur ombilicale ; l'observation est suivie d'un examen microscopique très détaillé.

Il s'agit d'un adénome ; Chandelux voulant caractériser la tumeur par une dénomination qui rappelât à la fois son origine, sa forme, ainsi que le renversement ou inversion qui, d'après lui, a rendu externe la surface muqueuse, propose de lui donner le nom d' « exomphale funiforme diverticulaire inversé ».

C'est dans les *Archives de médecine* de 1884, que nous trouvons le travail le meilleur et le plus complet. Sous le nom de « tumeurs adénoïdes diverticulaires », le professeur Lannelongue et Frémont, de Vichy, étudient les adénomes de l'ombilic tant au point de vue histologique qu'au point de vue du diagnostic et de

l'intervention. Citons encore un cas observé l'année
dernière dans le service de M. Nicaise, à l'hôpital
Laennec. L'observation inédite m'a été confiée par
mon estimé collègue et cher ami Le Roy.

L'histoire des adénomes de l'ombilic est donc assez
récente, elle est à peine vieille de quelques années. Il
est probable que souvent, ils ont dû être confondus avec
les granulomes dont les caractères cliniques sont les
mêmes.

Tout ce que nous venons de dire se rapporte à l'adénome de Küstner, seul décrit par les auteurs. Nous
croyons qu'il y a lieu de décrire une nouvelle variété
et d'introduire une division dans la classe des adénomes de l'ombilic.

Cette idée nous a été suggérée par la lecture d'une
observation fort curieuse et unique dans la science due
à H. Tillmanns.

Il s'agit d'un garçon de 13 ans, portant à l'ombilic
une tumeur congénitale dont l'aspect clinique est à peu
près le même que celui des adénomes. L'examen histologique de la tumeur et chimique du mucus démontre
qu'on avait affaire à un prolapsus de la région pylorique
de l'estomac. Pour expliquer la pathogénie de cette
affection, l'auteur admet la présence d'un diverticulum
stomacal dans l'intérieur du cordon ; le cordon fut sans
doute lié trop près de l'anneau et il se peut que la
ligature ait embrassé le diverticule.

Rapprocher cette tumeur de l'adénome de Küstner,
n'est-ce pas simplifier les choses? d'autant plus que
tout nous y autorise.

Nous croyons donc que le cas de prolapsus congénital de la muqueuse stomacale rapporté par H. Tillmanns, doit rentrer dans la classe des adénomes de

l'ombilic ; désormais ces tumeurs comprendront deux
variétés et nous proposons la division suivante :

$$\text{Adénomes de l'ombilic :} \quad \left\{ \begin{array}{l} 1^o \text{ Intestinal.} \\ 2^o \text{ Stomacal.} \end{array} \right.$$

La symptomatologie étant à peu près la même pour les
deux variétés de tumeur, nous n'étudierons séparément
que la structure et la pathogénie.

Les adénomes de l'ombilic ne sont pas rares, étant
donné que l'attention n'est appelée sur cette variété de
tumeurs que depuis quelques années seulement.

Nous connaissons 11 cas d'adénome intestinal. O. Küstner en a observé 2 cas; Lannelongue en rapporte 3 ;
Fischer 2; Kolaczek 2; Chandelux, Le Roy en rapportent
chacun 1 cas.

Il n'existe qu'un cas d'adénome stomacal, celui de
H. Tillmanns.

Le sexe paraît exercer une certaine influence ; sur
7 cas où le sexe a été spécifié, 5 ont été observés chez
des garçons, le cas de Tillmanns lui-même se rapporte
à un enfant du sexe masculin.

Le début et le mode d'apparition fournissent un
caractère important : les adénomes se montrent toujours
immédiatement après la chute du cordon : ce sont des
tumeurs congénitales.

Le plus souvent ils se présentent sous la forme d'un
petit bourgeon charnu et ressemblent, dit Fischer, à un
bouton de granulation fortement injecté, ou bien ils
offrent la forme et le volume d'un petit pois (Küstner,
Le Roy). D'une façon générale, ces excroissances me-
surent 8 à 10 millimètres de hauteur et 6 à 8 d'épaisseur.

Dans le cas de Chandelux, la tumeur dépassait de
beaucoup ces chiffres. C'était un appendice long de

6 centimètres, présentant les plus grandes analogies
avec le cordon ombilical. La surface des adénomes est
lisse, unie, brillante, d'un aspect rouge uniforme ; on
ne saurait mieux la comparer qu'à celle de la muqueuse
intestinale dans le prolapsus du rectum.

Dans 2 cas (Lannelongue, Chandelux), on a signalé
la présence d'un léger enfoncement à la surface de la
tumeur ; cet enfoncement, exploré au stylet, était très
superficiel.

Dans le cas de Chandelux, la dépression siégeait au
centre de la tumeur ; celle-ci, dont l'extrémité libre
était renflée, offrait une grande ressemblance avec un
pénis.

La surface des adénomes donne lieu à un écoulement
assez abondant d'un liquide visqueux, filant entre les
doigts, limpide ; ce n'est pas du pus, et il ne tache pas
le linge en jaune.

Cet écoulement provient des glandes et est incessam-
ment fourni par les cellules caliciformes dont le rôle,
on le sait, est de sécréter du mucus et du mucus
épais.

Le symptôme écoulement muqueux se rencontre
aussi dans l'adénome stomacal et avec un caractère
important. La surface de la tumeur, dit H. Tillmanns,
recouverte d'une muqueuse, sécrète une humeur abondante et acide (pepsine).

La consistance et l'irréductibilité méritent une mention spéciale.

La consistance est solide, élastique, et ne présente
nullement la mollesse des bourgeons charnus.

L'irréductibilité est complète ; et non seulement on
n'obtient pas de réduction par un refoulement méthodique, mais on n'en change pas le volume. On ne perçoit
ni crépitation, ni gargouillement ; c'est dire que la tu-

meur est solide et ne présente aucune communication avec l'intestin.

Quoique pédiculés, les adénomes présentent le plus ordinairement un pédicule large et extrêmement court. Nous lisons dans une des observations de Lannelongue : « Le pédicule complète l'anneau ombilical et adhère fortement au pourtour de cet anneau. »

Les enfants ne ressentent aucune douleur ; la santé générale est excellente et l'on n'observe pas le moindre trouble du côté des voies digestives.

La marche de l'adénome est beaucoup plus lente que celle du granulome. Küstner fait remarquer que, dans les cas qu'il a observés, l'âge des enfants porteurs de granulomes ne dépassait pas 5 semaines, alors que les porteurs d'adénomes avaient chacun 3 mois.

Peut-être, ajoute-t-il, pour comprendre comment l'adénome se forme peu à peu et n'est observé que tardivement chez l'enfant pauvre, faut-il incriminer le défaut de soins dans le pansement de la plaie ombilicale.

Les adénomes de l'ombilic présentent une structure particulière qui rappelle en tous points celle des parois intestinales.

En effet, l'examen histologique a révélé dans ces tumeurs la présence d'une couche épithéliale périphérique, d'une couche ·de fibres musculaires lisses qui occupe le centre, d'un grand nombre de glandes tubuleuses, simples pour la plupart, comparables aux glandes de Lieberkuhn et d'une couche conjonctive, intermédiaires aux couches épithéliale et musculaire.

On est allé plus loin : dans quelques cas on a signalé des follicules clos et une double couche musculaire comprenant des fibres circulaires et des fibres longitudinales (Chandelux).

Dans l'épaisseur de la paroi, on a trouvé des vaisseaux relativement volumineux. Le doute n'est plus permis, c'est bien là la structure de l'intestin, ou, pour être plus précis, du gros intestin ; avec cette différence, cependant, que la muqueuse occupe ici la périphérie, tandis que la couche musculaire est au centre. En outre, si l'on étudie la tumeur de plus près, on ne tarde pas à reconnaître des modifications du type normal, et l'on constate que la paroi qui forme la tumeur ne se montre plus dans sa simplicité anatomique.

Nous empruntons au mémoire de Lannelongue et Frémont l'exposé des transformations que l'on peut observer.

« Chacun des plans a subi des modifications profondes qui doivent nous arrêter un instant ; de plus, les rapports des tuniques entre elles se présentent avec quelques particularités dignes d'intérêt.

« Avant de rechercher les causes de ce fait, l'analyse des éléments qui le constituent s'impose.

« 1° *Altérations de la muqueuse.* —La muqueuse intestinale a subi de profondes modifications qui portent sur son épithélium, son chorion, et surtout sur les glandes qu'elle comprend.

« L'épithélium ne présente nulle part un plateau comme il en existe à l'état normal dans l'intestin ; toutes les cellules sont distendues par du mucus ; quelques-unes seulement présentent l'aspect caliciforme dû à l'excrétion de leur produit muqueux. Le chorion présente une quantité beaucoup plus grande d'éléments embryonnaires. Les glandes se montrent sous deux aspects. Celles qui sont recouvertes d'un épithélium semblable à celui qui tapisse la surface de la tumeur sont remarquables par leur longueur, leur largeur, leur ouverture, souvent très large au niveau de la surface de la tumeur, et enfin par les dilatations ampullaires qu'elles présentent parfois sur leur trajet. Quant à celles qui n'ont qu'un épithélium clair, elles ne sont pas représentées dans l'intestin normal.

« Une dernière particularité est à noter : c'est l'existence au centre d'une de ces tumeurs, d'un amas glandulaire absolument inexplicable au premier abord. Une invagination proprement dite ne saurait en rendre compte, et on pourrait alors songer à une genèse hétéra-dénique.

« Mais en dehors de ce qu'a de peu rationnel une pareille interprétation, nous croyons pouvoir fournir une explication plus simple et plus légitime.

« L'hypertrophie des glandes muqueuses est considérable puisqu'elles sont deux ou trois fois plus grandes qu'à l'état normal. Dès lors on peut admettre qu'un des îlots glandulaires, refoulé vers le centre, en occupant primitivement presque le centre de la tumeur, se soit trouvé isolé du reste de la muqueuse par une prolifération conjonctive plus abondante. Les tubes glandulaires étouffés et comprimés seraient ainsi isolés dans leurs culs-de-sac. La portion glandulaire centrale, ainsi comprise, ne serait qu'une dépendance ancienne de la muqueuse. Cette hypothèse serait démonstrative si on avait trouvé en un point quelconque la continuation entre le tissu glandulaire central et la surface de la tumeur. De nombreuses coupes, pratiquées dans tous les sens, n'ont cependant pas fait reconnaître cette continuité.

« 2° *Modification des rapports des diverses tuniques.* — L'adhérence des tuniques entre elles est beaucoup plus grande ; un tissu conjonctif inflammatoire les unit étroitement et fait de la tumeur un tout compact. Les couches sont irrégulières, souvent épaissies, et surtout séparées par un tissu conjonctif beaucoup plus abondant qu'à l'état normal. Dans l'observation I on peut dire que la tumeur est presque exclusivement formée par la muqueuse doublée de la mince couche de fibres musculaires lisses qui lui est propre et de la couche celluleuse sous-jacente très hypertrophiée, au centre de laquelle se trouve le tissu glandulaire dont nous avons parlé.

« La cause de tous ces changements nous paraît de nature irritative, et l'unique résultat d'une inflammation de cet ordre sur des parties en voie de développement. Les frottements de la tumeur sur les parties voisines ou sur les pièces des pansements, les cautérisations que l'on a pratiquées dans les deux cas sont des causes suffisantes pour provoquer l'apparition de l'inflammation qui est le point de départ des transformations accomplies. C'est également l'inflammation qui a produit cette couche embryonnaire de la surface de la tumeur. »

En résumé, la structure des adénomes est celle d'une paroi d'intestin, mais d'une paroi d'intestin modifiée.

Grande fut la surprise des premiers observateurs lorsqu'ils découvrirent dans ces tumeurs et des glandes en tubes et des fibres musculaires lisses. Comment expliquer la présence si inattendue de ces éléments ?

Il était logique d'en chercher l'explication dans l'étude du développement de l'intestin.

On sait que l'intestin se développe aux dépens du feuillet interne du blastoderme, lequel s'incurve d'abord en gouttière, puis arrive, par le rapprochement et la soudure de ses bords, à former un tube fermé, étendu du cardia à l'orifice anal. La fermeture de ce tube au niveau de l'ombilic est assez tardive ; elle est quelquefois incomplète. Dès lors on assiste à la formation d'un diverticule intestinal ; il y a persistance de la communication de l'intestin avec le conduit omphalo-mésentérique.

Les cas de ce genre ne sont pas très rares. Prestat (1), King (2), Broadbens (3), Jacoby (4), Marshall (5), ont observé des faits de fistules de l'ombilic communiquant avec la cavité intestinale et qui étaient le résultat de cette anomalie. M. Nicaise cite une persistance anormale de ce conduit.

Dupuytren (6) a observé deux exemples de fistules stercorales de l'ombilic au moment de la chute du cordon.

Il résulte des travaux d'Ahlfeld (7), de Zini, que dans certains cas le conduit omphalo-mésentérique peut persister chez le fœtus jusqu'à une époque très rapprochée de la naissance.

Dans d'autres cas on a constaté l'existence d'un diverticule vitello-intestinal ; tels sont les faits de Sandifort (8), de Schulze (9), de Tiedmann (10), de Ludwig et de Tilling, rapportés par Cazin (11).

La présence, au niveau de l'ombilic, d'un diverticule intestinal constitué par un vertige du conduit omphalo-mésentérique n'est donc pas chose rare. C'est aux dépens de ce diverticule que se forment les adénomes ; il renferme en lui-même les éléments constitutifs de la tumeur.

(1) Prestat. Bullet. Soc. anat., 1839, p. 92.

(2) W. King. Archives génér. de médecine, 1844, 4° série, t. IX.

(3) Broadbens. Schmidts Jahrbûcher, 1866, p. 153.

(4) Jacoby. Berlin, Klin. Woch. 1877, n° 13, p. 202. Zur casuistik der Nabelfisteln.

(5) Marshall. Schmidts Jahrbûcher, 1863, v. I, p. 170.

(6) Dupuytren. Thèse de Brun, Paris, 1834 : « Sur une espèce de tumeur fistulaire stercorale ».

(7) Ahlfeld. Arch. f. gyn., Band X, Heft. I.

(8) Sandifort. Observat. anat. pathol., bib. III, p. 28.

(9) Schulze. Acta nat. cur., t. I, obs. 226, p. 502.

(10) Tiedmann. Anat. der Kopflössen missegburten, t. IV, p. 226.

(11) Cazin. Thèse Paris, 1862 : « Etude sur les diverticules de l'intestin. »

Cette opinion, qui est aujourd'hui admise par tous les auteurs, se trouve exposée dans le mémoire de Colaczek.

Nous devons ajouter que dans son premier travail sur la structure du fongus ombilical, travail ultérieur à celui de Colaczek, O. Küstner pensait que l'origine des adénomes était dans l'allantoïde. Mais, peu de temps après « de l'adénome et du granulome de l'ombilic », il rejette cette opinion ; en effet, les restes de l'allantoïde extra-fœtale chez l'enfant à terme ne contiennent pas d'épithélium et encore moins de glandes.

Mais pourquoi la membrane muqueuse occupe-t-elle la périphérie, tandis que la couche musculaire est rejetée au centre?

Deux opinions sont en présence. D'après Chandelux, le diverticule fait hernie en se retournant en doigt de gant, de telle sorte que sa surface muqueuse devient superficielle, et sa tunique musculaire, centrale ; il y a invagination.

Pour le professeur Lannelongue le mécanisme est tout autre, et voici comment il l'explique. « Le diverticule intestinal, faisant anormalement partie du cordon, se trouve séparé comme les autres parties ; par suite, il reste adhérent à la paroi abdominale par toute sa surface extérieure. Celle-ci, en effet, formée par la séreuse péritonéale, sera dans les conditions les meilleures pour que la soudure s'y fasse aisément et avec promptitude.

Mais il n'en est pas de même du côté de l'intérieur du diverticulum, là où se trouve la membrane muqueuse proprement dite. Cette membrane sera, elle aussi, sectionnée dans toute son étendue, quoique cependant on pourrait concevoir qu'ici la section ne comprît pas toute la circonférence. Mais tandis que par ses bords la muqueuse va adhérer en se fusionnant avec les parties voisines, la surface interne, qui n'est nullement avivée, qui est recouverte par son épithélium ordinaire, ne se trouvera pas dans des conditions aussi favorables à la soudure. De plus, on ne doit pas oublier que le rétrécissement progressif de la cavité de l'infundibulum, pendant que s'accomplit ce travail, doit déterminer un froncement spécial de la muqueuse. Cet ensemble de raisons laisse entrevoir que la muqueuse centrale ne doit pas participer à une fusion cicatricielle au niveau de l'ouverture ombilicale. Dès ce moment elle est exposée à une procidence qu'on peut considérer à deux degrés.

Dans une première catégorie de faits la procidence sera générale ; il devra rester alors au centre de la tumeur une sorte d'infundibulum en communication avec l'intestin, à la condition toutefois que le travail de séparation n'ait pas amené l'oblitération de la hernie centrale de l'infundibulum. Or, l'examen très complet des tumeurs que nous avons eues sous les yeux ne nous a pas révélé cette particularité.

Une procidence partielle de la muqueuse, c'est-à-dire un prolapsus latéral, ne comprenant par conséquent qu'une partie de cette membrane, entraînant à sa suite les plans musculaires qui lui sont annexés, telle est l'interprétation qui nous paraît en harmonie avec les caractères offerts par les tissus dont nous parlons. Dès que la chute du cordon a lieu, cette procidence se révèle par la présence d'un corps arrondi, rougeâtre, comparable à un petit agrégat de bourgeons charnus ; puis, sous l'influence des cris et des efforts de l'enfant, à cette période où la cicatrice ombilicale n'offre pas une résistance suffisante, la petite tumeur augmente et elle prend en quelques jours le volume d'un pois, d'une noisette, qui n'a pas été dépassé dans nos observations.

La structure et la pathogénie de l'adénome stomacal
ne diffèrent pas de celles du précédent. L'examen histologique du seul cas que nous possédions a montré qu'on
se trouvait en présence d'un prolapsus d'une partie de
la paroi stomacale « partie pylorique », avec inversion
de la muqueuse en dehors.

Cette variété d'adénome provient d'un diverticulum
stomacal qui se serait trouvé compris dans la ligature.
Là encore nous voyons l'analogie qui existe entre les
deux variétés d'adénomes, ce qui confirme notre division.

OBSERVATION XX.

Entéro-tératome, par le Dr Kolaczeck: (Beitrage zur Geschwulstlehre.
Archiv. fur Klinische chirurg., 1875, n° 18, p. 343.)

J'ai observé il y a quelques années une tumeur ombilicale
chez un enfant de 4 ans, Max Hahn. La description de cette
tumeur a été faite dans le journal de l'Institut de Breslau, 1871.

Sur une coupe pratiquée après durcissement on constatait la
présence d'une couche corticale blanchâtre et d'une portion
médullaire légèrement rougeâtre.

Sous le microscope on voyait nettement que la couche corticale se composait de très nombreux canaux absolument semblables aux glandes de Lieberkühn. Leur épithélium cylindrique
était encore fort bien conservé à la surface de la tumeur.

A la base de celle-ci, l'épithélium change brusquement de
telle sorte qu'il est facile de voir quelle part prend à la « néo-
formation » la peau qui l'entoure. Le contenu des canaux est
muqueux. Entre ceux-ci existe en maints endroits une substance
connective contenant beaucoup de cellules lymphatiques.

La partie centrale de la tumeur est constituée principalement
par de gros faisceaux musculaires lisses entrecroisés en tous
sens et entourant des vaisseaux nombreux et très développés.

Il faut donc considérer cette tumeur comme un
entéro-tératome provenant probablement d'un diverticulum intestinal resté ouvert. Ce dernier se trouvant

autrefois dans l'ouverture ombilicale, y serait resté englobé.

OBSERVATION XXI.

Entéro-tératome. Professeur Fischer. (In Archiv. fur Klinis. chir., 1875, v. 18. Kolaczek.)

Le 6 juin 1874 fut apporté à la policlinique chirurgicale un enfant du sexe masculin. Cet enfant présentait au niveau de l'ombilic une tumeur presque cylindrique de 4 à 5 millimètres d'épaisseur sur 8 millimètres de hauteur. Elle avait l'aspect d'un bouton de granulation fortement injecté, et paraissait s'être développée peu après la chute du cordon ombilical, aux dépens de l'ombilic qui du reste est absolument normal.

S'appuyant sur un cas analogue observé et opéré par lui en novembre 1871, M. le professeur Fischer, posa le diagnostic probable d'entéro-tératome et enleva la petite tumeur au moyen du bistouri. L'opération fut suivie de guérison complète.

Sous le microscope une coupe longitudinale de cette tumeur est identique à celle qui a été décrite dans l'observation précédente. Nous noterons seulement que la surface possède encore une couche muqueuse sous laquelle on aperçoit les papilles intertubulaires revêtues d'une couche épithéliale intacte. Là longueur des tubes est extrêmement variable. Le stroma central des faisceaux musculaires est relativement développé et envoie entre ces tubes de minces faisceaux de cellules fusiformes.

OBSERVATION XXII.

O. Küstner. (Virchow's Archiv., 1877, t. LXIX, p. 286.)

Le premier cas d'adénome que j'ai observé se rapporte à un enfant de 3 mois ; il avait la grosseur d'un haricot, et à l'ablation, une petite artère qui donnait du sang dut être tordue. A l'œil nu, sur une coupe mince, on peut voir un plissement concentrique qui se dirige de la périphérie de la tumeur vers le centre et qui est dû aux nombreuses glandes qui s'y trouvent. Une coupe faite très près du bord montre le revêtement épithélial de ces petites glandes ; cet épithélium a le même aspect au fond du cul-de-sac glandulaire qu'à son embouchure. Les glandes

sont en tubes ; en général simples, quelquefois bifides dans le
fond ; elles sont situées dans un tissu cellulaire lâche, composé
de cellules rondes et fusiformes. La partie centrale de la tumeur
n'est pas constituée, comme dans tous les granulomes, par du
tissu conjonctif, mais par du tissu musculaire. Ces fibres musculaires, toutes lisses, sont très nombreuses et apparaissent immédiatement en arrière de l'extrémité des glandes pour se diriger
de là vers le centre de la tumeur. On voit également l'orifice
béant de plusieurs petits vaisseaux.

OBSERVATION XXIII.

O. Küstner. (Archiv. de Virchow, 1877, t LXIX, p. 286.)

Enfant de 3 mois, porteur d'une tumeur semblable à celle
que jai décrite précédemment, mais plus volumineuse. Sa structure est la même, mais les glandes sont plus nombreuses, un
peu plus étroites et plus courtes ; leurs bifurcations sont plus
fréquentes. L'épithélium glandulaire de la première tumeur est
partout le même, celui de la seconde présente des différences
qui permettent de remonter à l'origine des glandes. En effet, à
partir du milieu de la glande jusqu'au fond du cul-de-sac, on
rencontre des cellules caliciformes, en grand nombre dans les
plus grosses glandes, manquant à peu près dans les petites.

Les autres cellules épithéliales offrent à leur surface libre un
double contour nettement accusé. Au-dessous des glandes commence la couche musculaire, mais d'une façon moins nette et
arrêtée que dans le tube digestif, par exemple ; tout au contraire,
cette couche envoie des prolongements de grandeur inégale
dans le tissu cellulaire périglandulaire, tandis qu'en d'autres
points, les glandes pénètrent dans la couche musculaire d'une
façon si intime qu'il est impossible de les en séparer. En résumé,
la tumeur ressemble si bien à la surface du gros intestin, y
compris la longueur irrégulière des glandes, qu'un micrographe
peu expérimenté, en regardant cette préparation, la dirait faite
d'un morceau du gros intestin.

OBSERVATION XXIV.

Exomphale funiforme, diverticulaire, inversé, par A. Chandelux.
(Arch. de phys., 1881, 2ᵉ série, p. 93.)

Enfant de 2 ans 1/2. La portion du cordon adhérente à

l'ombilic ne subit pas de flétrissure, elle continue à vivre mais en se modifiant ; elle constitue à l'ombilic une tumeur longue de 6 centimètres ; son extrémité libre, renflée, offre à son centre une faible dépression ; le stylet introduit dans cette dépression s'arrête presque aussitôt. Cette extrémité libre a beaucoup de ressemblance avec un pénis. La surface de l'appendice est granuleuse, d'une coloration rosée ; de distance en distance on aperçoit de petits îlots blanchâtres, dus à des zones d'épidermisation. Irréductibilité. Écoulement extrêmement abondant d'un liquide visqueux, filant entre les doigts, limpide. La miction et la défécation se font régulièrement ; la santé générale est excellente. Opération : section au bistouri.

Examen histologique : coupe suivant l'axe longitudinal. 1° Vue d'ensemble : trois couches ; *a*) couche corticale, remarquable par la présence d'un grand nombre de stries radiées qui pénètrent dans la substance de l'appendice à une profondeur variable. Ces stries correspondent à des glandes de Lieberkühn ; dans l'intervalle des glandes, on aperçoit du tissu conjonctif, et et au milieu de celui-ci des éléments cellulaires ; *b*) couche moyenne, caractérisée par un feutrage de fibres laissant entre elles des mailles. On observe en outre des sections de vaisseaux et de petits cercles semblables aux glandes de Lieberkühn ; on trouve encore dans la zone moyenne un faisceau triangulaire de fibres musculaires lisses ; *c*) couche profonde : essentiellement musculaire. On y trouve deux plans de fibres musculaires, l'un transversal, l'autre longitudinal. 2° Vue de détail ; *a*) couche corticale : les glandes tubuleuses sont tapissées par un revêtement épithélial comprenant deux espèces d'éléments cellulaires, les uns appartiennent à la variété d'épithéliums dits caliciformes. Ces cellules caliciformes sont séparées les unes des autres par les éléments cellulaires de la deuxième catégorie. Ce sont des cellules à plateau strié. La surface libre de la couche corticale offre entre les orifices des glandes de Lieberkühn un revêtement épithélial semblable à celui qui tapisse les parois des tubes glandulaires. En quelques points, ces glandes de Lieberkühn se bifurquent à leur partie profonde ; *b*) couche moyenne, le tissu conjonctif constitue à lui seul cette zone qui représente la tunique celluleuse de l'intestin. En quelques points, on distingue des amas de cellules lymphatiques formant des îlots ; ce sont de vrais follicules lymphatiques ; *c*) couche profonde, deux plans de fibres musculaires lisses, l'un adjacent à la zône moyenne et composé de fibres circulaires, l'autre plus éloigné et composé de fibres longitudinales.

De ce qui précède on peut conclure que la tumeur examinée par Chandelux offre absolument la même structure que l'intestin.

OBSERVATION XXV.

Adénome. (Lannelongue et Frémont, de Vichy. Arch. gén. de méd., 1884, v. I, p. 36.)

Louise C..., 4 mois, chute du cordon le neuvième jour. Il reste dans la dépression ombilicale une tumeur rouge. Cautérisations inutiles; irréductibilité, pédicule long de 3 millimètres. Ablation avec les ciseaux, cautérisation.

Examen histologique : 1° Vue d'ensemble : à la périphérie se trouve une couche embryonnaire. La zone corticale présente une surface tapissée par un épithélium à diamètre longitudinal. Toute cette surface est criblée de dépressions, de stries résultant de la présence d'un grand nombre de glandes en tube qui pénètrent dans la substance de la tumeur. Ces glandes sont de deux sortes, les unes à épithélium clair, les autres à épithélium coloré. Entre les glandes, on aperçoit une légère fibrillation et un assez grand nombre d'éléments cellulaires.

Dans la zone moyenne, on trouve des fibres musculaires lisses; au-dessous, on voit une couche fibrillaire. Au milieu de ces fibres, îlots arrondis correspondant à des sections de vaisseaux. Sur un des côtés de la préparation existe une masse colorée en rouge, c'est un follicule lymphatique.

Zone centrale : tissu conjonctif, fibres musculaires lisses.

2° Vue de détail : la couche périphérique présente une épithélium cylindrique qui se prolonge dans les glandes de Lieberkühn. En quelques points, on trouve des cellules caliciformes. Les glandes de la seconde variété se distinguent par leur épithélium. L'épithélium est moins allongé que dans les glandes de Lieberkühn et il est clair. En plusieurs points existent des follicules lymphatiques. Au-dessous des glandes on trouve des fibres musculaires lisses et du tissu conjonctif.

OBSERVATION XXVI.

(Launelongue et Frémont.)

Céline P..., âgée de 9 mois, chute du cordon le huitième
jour; aussitôt apparition à l'ombilic d'une tumeur rénitente, uniforme, rosée; cautérisations inutiles. Sur l'un des côtés de la
tumeur, léger enfoncement, mais très superficiel; pédicule large,
irréductibilité. Extirpation avec les ciseaux, cautérisation.

Examen histologique : 1° Vue d'ensemble : à la périphérie, on
constate des dépressions, des stries dues à la présence d'un
grand nombre de glandes en tube ; parmi ces glandes, les unes
présentent un épithélium clair; entre les glandes, tissu conjonctif. Au-dessous de la couche glandulaire, on trouve des fibres
musculaires lisses, puis du tissu conjonctif. Tout à fait au centre
de la tumeur, on trouve encore des fibres musculaires lisses,
dont les unes sont parallèles et les autres perpendiculaires à
l'axe de la tumeur. Vaisseaux en assez grand nombre dans le
tissu conjonctif.

2° Vue de détail : l'épithélium présente la même disposition
que dans l'observation précédente.

OBSERVATION XXVII.

(Lannelongue et Frémont.)

Cette observation a été prise d'une manière incomplète, l'examen histologique de la tumeur a été fort sommaire. Nous savons
seulement que la tumeur qui fait le sujet de cette observation
était constituée par des glandes en tube formant une couche
superficielle comme dans les observations précédentes et par
une couche centrale de fibres musculaires lisses.

OBSERVATION XXVIII. (Inédite.)

Recueillie et communiquée par notre estimé collègue et cher ami Le Roy.
(Hôpital Laënnec, 1885, service de M. Nicaise,
suppléé par M. Routier.)

Enfant âgé de 4 mois, présenté par sa mère à la consultation
de l'hôpital Laënnec en décembre 1885.

Depuis sa naissance, cet enfant a présenté au niveau de l'ombilic un petit bourgeon rougeâtre qui n'a jamais changé manifestement de volume, du moins au dire de sa mère. L'accouchement et la chute du cordon n'ont rien présenté de particulier, sauf ce petit bourgeon constaté par la mère dès le moment. L'enfant n'a jamais eu aucun trouble intestinal, il est nourri au sein, et va régulièrement à la selle ; pas de vomissements.

On constate exactement au niveau de la cicatrice ombilicale une tumeur du volume d'un petit pois, sphérique, reliée à l'ombilic par un pédicule très large et extrêmement court. Cette tumeur est rouge sombre, lisse, peu douloureuse quand on l'examine, irréductible dans l'abdomen. M. Routier porte le diagnostic de polype de l'ombilic et en pratique séance tenante l'ablation avec le polypotome de Wilde ; il ne s'écoule pas de sang, la petite plaie est pansée à l'eau boriquée.

L'enfant est revu huit jours après ; l'opération n'a été suivie d'aucun accident, et la plaie est complètement cicatrisée.

L'examen de la tumeur, pratiqué au laboratoire d'histologie de la Faculté et contrôlé par M. Rémy, professeur agrégé, a donné les résultats suivants :

La tumeur, du volume d'un pois, a été durcie par l'alcool et la gomme picrique, puis on y a pratiqué des coupes verticales, c'est-à-dire, passant par le pédicule et le point opposé de la tumeur. Ces coupes colorées au picrocarminate d'ammoniaque ont été ensuite montées dans la glycérine, après l'action de l'acide acétique pour quelques-unes.

Examinée à divers grossissements, on peut tout d'abord constater que la tumeur est formée de deux parties bien distinctes ; l'une périphérique, l'autre centrale.

La partie périphérique est constituée par un revêtement complet, sauf au niveau du pédicule, de cellules épithéliales cylindriques formant une rangée de glandes en tubes, tout à fait semblables à celles de l'intestin grêle ; sous ces glandes, on voit nettement trois follicules clos ; entre les glandes et au-dessous est une couche conjonctive formée de noyaux et de fibrilles fines, limitée à sa face profonde par une bandelette de fibres musculaires lisses, dirigées perpendiculairement à l'axe des glandes en tubes. Dans la couche conjonctive se voient deux petits vaisseaux présentant les caractères de capillaires assez volumineux.

La partie centrale qui forme les trois quarts environ du volume de la tumeur est constituée en grande partie par des bandes de fibres lisses très nettement.

Caractérisées par leur coloration et leur noyau allongé, ces bandes s'entrecroisent dans toutes les directions, mais la plupart se dirigent du pédicule vers la périphérie de la tumeur; elles sont d'épaisseur très variable et n'ont pas la disposition qu'elles présentent régulièrement dans l'intestin.

Dans les intervalles qu'elles limitent on voit des fibrilles de tissu conjonctif dirigées dans tous les sens, des noyaux arrondis et fusiformes en petit nombre, et une substance amorphe colorée faiblement en rose par le carmin. Ce tissu est parcouru par un grand nombre de capillaires, mais on n'y voit aucune artériole ou veinule.

En somme, cette structure est à peu près celle de l'intestin grêle, surtout pour la partie périphérique de la tumeur, qui a la structure de la muqueuse intestinale.

Nicaise, d'après Küstner, donne à ces tumeurs le nom d'adénome, dans son article Ombilic du « Dictionnaire de Dechambre ».

OBSERVATION XXIX.

Un cas de prolapsus congénital de la muqueuse de l'estomac par l'anneau ombilical, par H. Tillmanns. (Deuts. Zeits. f. chir., 1883, Bd XVIII, Heft. I et II.)

A. W..., garçon de 13 ans, intelligent, un peu anémique, présente au niveau de l'ombilic une tumeur de la grosseur d'une noisette, très rouge, recouverte d'une muqueuse.

La palpation de la tumeur ne provoque pas de douleur, mais est désagréable au malade ; la tumeur est complètement irréductible et ne présente aucun changement pendant la toux. La surface sécrète un liquide trouble, visqueux, dont la réaction est acide; sous l'influence d'attouchements répétés on voit la sécrétion augmenter. La muqueuse recouvre sans solution de continuité toute la tumeur, sauf au niveau du petit pédicule qui la relie à la cicatrice ombilicale; ce pédicule ne peut devenir visible qu'en tirant fortement sur la tumeur et cela sous le chloroforme à cause des douleurs que cette opération procure au malade. La sécrétion du liquide est assez abondante (2 à 3 centimètres cubes

en 15 heures) et acide (pepsine); elle altère.la peau avoisinante
qu'elle digère.

L'examen microscopique de la tumeur révéla tous les caractères de la muqueuse stomacale; l'analyse chimique du liquide
sécrété montra qu'on avait affaire à du suc gastrique.

La tumeur qui était congénitale, avait augmenté jusqu'à l'âge
de quatre ans. Jamais on ne vit sortir au niveau de l'ombilic des
débris d'aliments ou des matières stercorales. Aucun trouble
digestif; garde-robes normales.

La tumeur est enlevée en sectionnant au bistouri le pédicule;
la surface saignante est cautérisée au thermocautère. — Cicatrisation parfaite. Guérison. Pas de hernie ombilicale consécutive.

L'examen histologique et chimique montre donc qu'on était
en présence d'un prolapsus d'une portion de la paroi stomacale
(portion pylorique) avec retournement en dehors de la muqueuse.

IV

Kystes.

On n'a rencontré à l'ombilic que des kystes sébacés
ou dermoïdes, et encore le nombre en est-il fort res-
treint, car la plupart des tumeurs décrites comme telles
n'étaient que des concrétions sébacées du fond de la cicatrice ombilicale.

Il n'est pas rare en effet d'observer chez les sujets gras
de ces concrétions dont la pathogénie est aujourd'hui
bien connue.

Chez les individus dont le tissu cellulaire est peu
chargé de graisse, la cicatrice ombilicale est légèrement
déprimée. La peau est mince et fine à ce niveau, la
couche graisseuse sous-cutanée s'arrêtant au pourtour

de l'orifice, forme un bourrelet circulaire autour de la cicatrice.

Chez les personnes douées d'embonpoint, ce bourrelet est parfois si prononcé, qu'il masque la dépression ombilicale, laquelle se trouve située au fond d'une sorte d'entonnoir. La matière sébacée mélangée à des débris d'épiderme et à des corps étrangers venus du dehors, peut, en s'y accumulant, produire de véritables tumeurs, des corps étrangers, point de départ d'abcès et de fistules de la région ombilicale.

Au point de vue de la symptomatologie, les tumeurs sébacées ne diffèrent pas des kystes à contenu sébacé simple ou des kystes dermoïdes, de sorte qu'il est difficile d'établir d'une manière évidente si l'on a affaire à du sebum concrété, à un kyste sébacé, ou à un kyste dermoïde. Aussi croyons-nous que Blum a été bien inspiré lorsqu'il a étudié dans un chapitre d'ensemble les corps étrangers proprement dits, les kystes sébacés et les kystes dermoïdes et qu'il les a désignés sous le nom de concrétions de l'ombilic.

Néanmoins, nous ne suivrons pas son exemple ; lors de la publication du mémoire de Blum, un seul cas de kyste méritait d'être signalé ; c'était le cas de Langenbeck (1872), rapporté par Küster en 1874.

Depuis, trois autres observations ont été publiées ; la première est due à Guelliot, de Reims, « Revue de chirurgie, mars 1883 » ; la deuxième a été publiée par Lannelongue et Frémont dans les « Archives de médecine, 1884 » ; la troisième, toute récente, a été publiée par M. Polaillon au mois de septembre dernier dans la « Gazette médicale de Paris ». Enfin, nous rapportons une quatrième observation encore inédite et due à l'obligeance de M. le professeur Verneuil. Ces deux derniers cas se rapportent plutôt à la région ombilicale qu'à l'ombilic lui-même.

Donc nous pouvons et nous devons consacrer aujourd'hui un chapitre spécial aux kystes sébacés ou dermoïdes de l'ombilic, tout en insistant sur leur rareté, puisque nous n'avons pu en réunir que trois observations bien authentiques. Quant aux véritables concrétions, elles trouveront place au chapitre du diagnostic.

Les kystes de l'ombilic constituent des tumeurs de consistance mollasse, le plus souvent pédiculées et se présentent sous la forme de petites figues appendues à la cicatrice ombilicale. « La tumeur bien pédiculée, a le volume et très exactement la forme d'une petite figue appendue à la cicatrice ombilicale (Guelliot). » Les kystes sont irréductibles.

A la consistance, à la forme, à la pédiculisation, à l'irréductibilité vient s'ajouter un autre caractère tiré des antécédents et de l'évolution même de la tumeur; dans les trois cas de Langenbeck, de Guelliot, et du professeur Lannelongue, le kyste datait de l'enfance et avait présenté une évolution très lente.

OBSERVATION XXX.

Kyste dermoïde. (Langenbeck, 1872, cité par Küster en 1874, in Arch. Langenbeck.)

Une fille de 21 ans, Anna A..., présente à l'ombilic une tumeur congénitale qui, après être restée longtemps stationnaire, augmente depuis quelque temps.

Cette tumeur arrondie, molle, est reliée par un pédicule au segment gauche de la cicatrice ombilicale.

La tumeur est enlevée et la malade guérit rapidement.

Elle se compose d'une cavité renfermant un liquide athéromateux, de la graisse, des cellules épithéliales, des cristaux de cholestérine. L'examen microscopique de la paroi fait reconnaître qu'il s'agit d'un dermoïde.

Observation XXXI.

Kyste sébacé pédiculé de l'ombilic. (Observation publiée par le Dr Guelliot, de Reims, dans la Revue de chirurgie, mars 1883.)

En mai 1882, se présente dans le service de M. Péan, à Saint-Louis, un garçon coiffeur, âgé de 27 ans, L... (Auguste), qui vient consulter pour une tumeur de la région ombilicale.

Il est très affirmatif sur le début de la tumeur, qui, d'après ce qu'on lui a dit, a été remarquée dès sa naissance et a conservé pendant longtemps le volume d'une noisette. Indolente et peu gênante, elle n'avait pas préoccupé ce jeune homme. Mais il y a cinq ou six semaines, sous l'influence de la pression produite par une ceinture trop serrée, la grosseur, qui avait à peine le volume d'une petite noix, s'accroît jusqu'à atteindre 3 ou 4 centimètres de diamètre ; elle devient douloureuse, rougit en son point culminant, où, le 25 mai, il se fait une petite ulcération. Il en sort une matière blanche, épaisse, granuleuse.

C'est alors que le malade se décide à consulter.

Lorsque nous le voyons (27 mai), l'ulcération s'est déjà cicatrisée. La tumeur, bien pédiculée, a le volume et très exactement la forme d'une petite figue appendue à la cicatrice ombilicale. Elle est flasque, un peu ridée, et donne la sensation d'une poche demi-vide, dont le contenu est épais et dépressible. Elle n'est pas douloureuse à la pression.

La peau qui la recouvre est mince, à sensibilité obtuse, parcourue par quelques veinules apparentes.

L'implantation se fait dans la dépression ombilicale, à la partie supérieure de la cicatrice, que l'on aperçoit lorsqu'on relève la tumeur. Le pédicule ne semble adhérer qu'aux téguments, et on propose immédiatement l'ablation. Mais, très pusillanime, le malade refuse, et, prétextant ses empêchements professionnels, remet l'opération à la semaine suivante. Il ne s'est pas représenté à l'hôpital.

Il ne s'agit pas là, bien évidemment, d'une simple rétention de produits de sécrétion, dans l'infundibulum ombilical, et bien que la forme soit plutôt celle d'un molluscum, la consistance de la tumeur, les caractères de la matière qui s'est écoulée par l'ulcération, ont fait poser le diagnostic de *kyste sébacé congénital.*

OBSERVATION XXXII.

Kyste sébacé congénital de l'ombilic. (Lannelongue et Frémont.
Arch. méd., 1884.)

F... Francine, âgée de 9 ans, présente au milieu de la dépression ombilicale une saillie hémisphérique du volume d'une demi-noix.

La peau est normale à ce niveau.

Pédicule dur, fibreux; irréductibilité. L'origine de cette tumeur remonte à la cicatrisation de l'ombilic ; elle fut confondue alors avec une petite hernie. Depuis cinq ou six mois, augmentation notable. — Opération ; dissection de la tumeur ; issue de matière sébacée.

OBSERVATION XXXIII.

Kyste dermoïde suppuré de la région ombilicale, par M. Polaillon.
(Gaz. méd. de Paris, 11 septembre 1886.)

J... (Marie), âgée de 30 ans, entre à la Pitié le 27 mai 1885 pour une grosseur siégeant dans la région ombilicale.

Vers le 20 avril, douleur autour de la cicatrice ombilicale ; le 22, léger suintement de pus par l'ombilic ; le 27, on constate à son entrée une tuméfaction au niveau de l'ombilic. On diagnostique : abcès de la paroi. — Le 12 mai, la malade quitte l'hôpital sans être tout à fait guérie. Elle revient le 22 ; le 25, incision qui donne issue à un pus épais. Le 29, issue de fragments de membranes analogues à des hydatides. Ces fragments, examinés au microscope, présentent un aspect fibrineux. Le 8 juin, on voit sortir une masse de matière sébacée grosse comme une noix ; le 17 juin, la malade quitte l'hôpital presque entièrement guérie.

La marche de cette affection a bien démontré qu'on avait affaire, non à un abcès de la paroi, mais à un kyste dermoïde enflammé et suppuré, placé au voisinage de la cicatrice ombilicale.

OBSERVATION XXXIV (inédite).

Due à l'obligeance de M. le professeur Verneuil.
Kyste dermoïde ad-ombilical.

M. O..., officier russe, 27 ans, de stature moyenne, et jouissant d'une assez bonne santé, vient me consulter, en juin 1886, pour une petite tumeur de la paroi abdominale, située exactement à gauche de l'ombilic et tangente à la dépression ombilicale.

Cette tumeur, du volume d'une noix, était arrondie, régulière, indolente, sans changement de couleur de la peau et de consistance demi-fluctuante. La toux, l'effort, ne la faisaient point augmenter de volume : la pression ne la réduisait pas. Elle existait depuis plus de deux ans et n'avait fait de progrès que dans les derniers mois ; la pression du ceinturon était un peu pénible.

Le diagnostic différentiel devait porter sur une petite hernie ombilicale, sur un kyste ou sur un lipome. Je m'arrêtai à cette dernière hypothèse. L'opération ayant été résolue et le chloroforme administré, je fis une incision de deux centimètres, comprenant la peau et le tissu adipeux sous-cutané, qui présentait une épaisseur assez considérable.

Arrivé sur la tumeur, je l'ouvris par mégarde avec la pointe du bistouri : il s'en échappa un liquide clair et je reconnus avoir affaire à un sac kystique.

J'en fis l'énucléation et rapprochai les lèvres de la plaie après l'avoir lavée à l'eau phéniquée.

Quelques boulettes d'ouate hydrophile et quelques compresses de gaze antiseptique composèrent le pansement. La réunion se fit d'elle-même sans suture, et quatre jours plus tard la convalescence était effectuée.

L'examen histologique a été pratiqué par notre excellent collègue et bien cher ami S. Clado.

« Ce kyste présente le volume d'une grosse noix. Sa paroi, d'un blanc bleuâtre, fibreuse, est très mince et uniforme dans son épaisseur. Sa face interne présente un aspect granuleux résultant de la présence d'une couche caséeuse très peu épaisse et comme granuleuse. Rien à l'œil ne fait prévoir sa structure.

Le contenu est un liquide séro-purulent, et remplit à peu près complètement la poche kystique.

A l'examen microscopique, on y trouve des globules blancs en assez grande quantité, quelques globules rouges, des gouttelettes de graisse en grande quantité, et des débris de glandes sébacées; on y trouve en outre des poils nombreux, très ténus et petits. Il y existe également des cristaux de cholestérine reconnaissables à leur forme caractéristique.

Ce liquide, cultivé dans la gélatine, a fourni des colonies de diplocoques qui ne présentèrent aucune odeur particulière.

Il a été impossible de faire des coupes totales de la paroi. — Les dissociations ont montré que cette paroi était constituée par du tissu conjonctif dans sa presque totalité. Dans la paroi, il n'existe ni éléments glandulaires, ni follicules pileux.

V

Papillomes. — Fibromes. — Fribo-papillomes.

Les papillomes rentrent dans la catégorie des tumeurs verruqueuses de Cooper Forster, Holmes et Bryant. Ce sont des tumeurs qui appartiennent au genre granulome observé quelquefois chez l'adulte.

Nous rangeons les fibromes à côté des papillomes parce que les signes objectifs de ces deux variétés de tumeurs bénignes sont à peu près identiques et en outre, parce que, au point de vue histologique, elles se confondent fréquemment en une variété mixte : les papillo-fibromes.

Ces tumeurs, telles que nous les comprenons, sont rares. Il n'existe en effet dans la science que quatre cas de tumeurs fibreuses ou papillaires, observées chez l'adulte, et siégeant au niveau de la cicatrice ombilicale. Ces quatre cas appartiennent à Kuster, Blum, Nicaise et Segond. Les cas de Nicaise et Segond, étudiés avec

grand soin, sont les plus satisfaisants. La tumeur extirpée par M. Segond présente le plus grand intérêt
tant au point de vue clinique qu'au point de vue histologique : au point de vue clinique, elle coïncidait avec
des tumeurs utérines, ce qui aurait pu être la source
d'une erreur de diagnostic ; au point de vue histologique, elle contenait dans son intérieur des kystes renfermant un liquide jaunâtre. Nous signalerons trois
autres cas qui peuvent être rapprochés des précédents.

Les symptômes ne présentent rien de particulier.
M. Nicaise a noté comme phénomène initial, chez
un malade, un prurit très marqué à la région ; tantôt
unique, la tumeur est tantôt composée d'un nombre
plus ou moins grand de lobules juxtaposés, d'où un
aspect mamelonné qui la fait comparer à un chou-fleur.

Ordinairement fixés par un large pédicule, peu ou pas
douloureux, de grosseur variable, variant du volume
d'une noisette (Blum) à celui d'une noix (Nicaise) et
même plus, les fibro-papillomes présentent une consistance dure et fibreuse.

La marche de ces tumeurs se fait progressivement
par la juxtaposition de nouveaux lobules, et elle est
assez rapide.

OBSERVATION XXXV.

(Küster, Arch. Langenbeck, 1874, p. 237.)

Un homme de 36 ans est atteint en janvier 1876 d'un chancre
du gland qui guérit au bout de quinze jours. En septembre il
entre à l'hôpital pour une tumeur à l'ombilic qui datait de six
semaines et augmentait rapidement. Le traitement institué par
le Dr Goltz n'avait donné aucun résultat. Au moment de l'observation, cette tumeur avait la grosseur de la phalangette du petit
doigt ; elle est peu mobile et on ne peut définir son point d'implantation.

Elle sécrète une humeur infecte et présente un aspect framboisé particulier. Guérison par l'ablation.

La tumeur se compose de papilles hypertrophiées et recouvertes de cellules épithéliales ; on trouve dans ce revêtement quelques globes épithéliaux dus à l'accumulation de cellules.

L'auteur considère la tumeur comme un papillome.

Observation XXXVI.

Papillome. (Observation de Blum. In Blum, 1876.)

L..., 40 ans, présente depuis sa naissance une tumeur du volume d'une noisette s'insérant par un pédicule épais sur la partie inférieure gauche de la cicatrice ; cette tumeur est mamelonnée et doit être considérée comme un papillome.

Le malade nous dit que tous les ans, elle détermine dans la région une inflammation légère qui disparaît facilement.

Observation XXXVII.

Fibrome-papillome de la cicatrice ombilicale. — Ablation par excision de l'anneau ombilical. (Observation publiée par M. Nicaise dans la Revue de chirurgie, janvier 1883.)

Une femme de 43 ans, concierge, entre le 21 juin 1882 dans mon service, à l'hôpital Laënnec, salle Chassaignac, n° 11.

Pas d'antécédents héréditaires, quelques accidents strumeux dans l'enfance.

Réglée à 13 ans, règles régulières : trois enfants morts jeunes. Pas de syphilis. Alcoolisme.

Le début de la maladie actuelle remonte à un an. La malade éprouva alors un léger prurit au niveau de l'ombilic ; dans le fond de la dépression existaient de petites élevures de la grosseur d'une tête d'épingle. Ces granulations augmentèrent peu à peu de volume et formèrent, il y a six mois, une tumeur qui faisait saillie au-dessus de la peau voisine de l'ombilic. Des douleurs survinrent dans la tumeur, dont la surface s'excoria légèrement : les frottements étaient douloureux et la malade était gênée pour porter ses vêtements.

État à l'entrée. — La malade paraît d'une bonne constitution, mais elle est grasse, excitable.

Les viscères sont sains, rien à l'utérus ; les urines sont normales.

Au niveau de la dépression ombilicale existe une tumeur saillante, plus large qu'une pièce de 1 franc, dépassant de 1 centimètre environ les parois abdominales, arrondie, du volume d'une noix, gris rosé à sa surface et présentant de petites excoriations. Elle est constituée par de petits lobules d'un volume variable, de consistance ferme.

La tumeur, rétrécie à sa base, est adhérente au fond de la dépression ombilicale, sur la cicatrice même, et est séparée des parties voisines par un sillon circulaire profond, d'autant plus que le tissu cellulaire sous-cutané de la paroi abdominale est infiltré par une couche épaisse de tissu graisseux.

Un des lobules est enlevé pour être examiné au microscope ; le résultat de cet examen fut que l'on avait affaire à un épithéliome à cellules cylindriques.

L'ablation de la tumeur est décidée ; la malade la réclame.

Je fais l'opération le 26 juin, avec l'assistance de mon collègue M. Blum. La malade est anesthésiée ; la région ombilicale est savonnée, puis lavée à l'eau phéniquée. Pensant que peut-être je pourrais enlever la tumeur sans ouvrir le péritoine, je fis sur le milieu du néoplasme une incision verticale, de façon à le séparer en deux parties et à enlever séparément chaque moitié ; j'incisai par petits coups, espérant trouver enfin des tissus sains ; mais la tumeur était, comme je l'ai dit, adhérente à la cicatrice ombilicale, qui elle-même adhère au péritoine, de sorte que celui-ci fut ouvert. Cette circonstance était prévue, mais je devais commencer par cette incision.

Il restait maintenant à enlever la cicatrice ombilicale et l'anneau ombilical ; je réunis d'abord avec un fil d'argent les deux moitiés de la tumeur ; puis je circonscrivis l'ombilic par une incision elliptique dont le grand axe était formé par la ligne blanche. Je disséquai la peau et le tissu graisseux, en me dirigeant obliquement vers l'anneau ombilical aponévrotique ; une fois celui-ci découvert et exploré avec le doigt, je le circonscrivis également par une incision elliptique, plus petite que l'incision de la peau. L'anneau ombilical fut ainsi enlevé, avec la umeur et le péritoine adhérent. L'ouverture faite à l'abdomen mesurait 5 à 6 centimètres.

Le grand épiploon fut cherché et étalé en avant des intestins, les séparant de la plaie abdominale, puis je fis avec le fil d'argent trois points de suture profonde, comprenant toute l'épais-

seur des parois, avec le péritoine ; trois points de suture superficielle furent placés.

La méthode antiseptique fut suivie pendant l'opération. Pansement de Lister.

Les suites de l'opération furent aussi simples que possible ;
ni douleurs, ni élévation de température. Je fis le premier pansement le sixième jour ; la réunion par première intention était
complète. J'enlevai les sutures superficielles. Deux jours après
j'enlevai les sutures profondes, que je laissai plus longtemps,
afin d'avoir une cicatrice plus solide.

Je remplaçai immédiatement les fils par une sorte de suture
sèche, destinée à empêcher les tiraillements de la cicatrice.
J'appliquai de chaque côté de l'abdomen une large plaque de
diachylon découpée en quatre lanières à sa partie externe, pour
en faciliter l'application sur la surface courbe du ventre, et sur
le bord interne de laquelle quatre rubans de fil avaient été
cousus. Les rubans symétriques furent noués ensemble sur la
ligne médiane, au-dessus d'une compresse phéniquée qui recouvrait la cicatrice.

Cette suture sèche, que j'ai vu employer par Hégar, de Fri-
bourg, dans ses ovariotomies, maintient très bien la paroi abdominale.

Le 10 juillet, la malade se leva, quatorze jours après l'opération.

Je l'ai revue depuis ; la cicatrice est très solide, et il n'y a pas
la moindre menace d'une éventration ; néanmoins, la malade
porte une ceinture de flanelle qui fait plusieurs fois le tour du
ventre et maintient la cicatrice.

L'examen histologique fait après l'ablation ne donna pas le
même résultat que le premier : la tumeur serait un fibro-papillome de la cicatrice ombilicale.

OBERVATION XXXVIII. (Inédite.)

Rédigée et communiquée par notre excellent ami le Dr E. Launois,
ancien interne des hôpitaux.

Tumeur végétante de l'ombilic coexistant avec des corps fibreux utérins.

Mlle H..., âgée de 46 ans, a été opérée, par le Dr Segond,
pour d'énormes corps fibreux de l'utérus. Elle présentait de plus

à l'ombilic une tumeur lobulée, occupant toute la cavité de la dépression ombilicale.

Cette tumeur datait de six ans environ ; elle augmentait progressivement de volume et son développement se faisait surtout par l'apparition de petits lobules. La masse était très douloureuse à la pression et à la palpation : Mademoiselle H... avait dû échancrer depuis longtemps son corset pour éviter la compression.

En examinant la tumeur, on voyait qu'elle était formée par une série de petits mamelons juxtaposés ; en haut et en bas, deux masses arrondies, la supérieure du volume d'un gros pois, l'inférieure présentant la forme et le volume d'un haricot.

Entre les deux se trouvaient d'autres lobules, juxtaposés les uns à côté des autres et fortement comprimés. La surface des deux portions plus volumineuses était recouverte par la peau qui avait conservé ses caractères mais qui était froncée. Les petites granulations offraient une coloration noir violet, qui, au premier abord, aurait permis de les confondre avec de petites tumeurs mélaniques.

Au point de vue clinique, la coexistence de cette tumeur de l'ombilic avec d'énormes tumeurs abdominales, dures, mobiles, en rapport bien évident avec l'utérus, présentait un grand intérêt. Elle aurait pu être la source d'une erreur de diagnostic si la conviction de l'existence de corps fibreux utérins n'avait été très grande.

Pendant l'opération, la masse de l'ombilic fut comprise dans l'incision de la laparotomie et à ce niveau toute l'épaisseur de la paroi abdominale fut enlevée.

Après avoir débarrassé la couche profonde des masses adipeuses, on put voir qu'à la base de la tumeur existaient de nombreux orifices vasculaires, gorgés de sang.

Sur une coupe, partageant la masse en deux parties égales, on put noter l'existence d'aréoles gorgées de sang vers la moitié supérieure de la base.

Quant à la masse supérieure que nous avons décrite et qui présentait le volume d'un pois, elle était constituée par un petit kyste contenant un liquide jaunâtre.

Examen histologique. — La tumeur a été divisée en trois fragments qui, après durcissement à la gomme et à l'alcool, ont été étudiés au microscope.

Le premier fragment, contenant le kyste que nous avons décrit, permettait de reconnaître que la petite cavité était formée par du tissu conjonctif dense et serré, formant une très mince bandelette à la partie antérieure. Cette mince bandelette séparait le kyste de la peau elle-même très amincie en ce point. En certains points de la paroi du kyste se trouvaient des débris épithéliaux formés par de grosses cellules superposées.

. Le deuxième fragment, comprenant toutes les petites saillies de la portion médiane présentait : une série de papilles renflées à leur extrémité et dont les pédicules venaient se confondre à la base. Chaque papille était formée par du tissu conjonctif dense, présentant dans son épaisseur peu de noyaux. A la surface, le derme présente ses caractères normaux ; toutefois le corps muqueux de Malpighi a une épaisseur plus grande et de nombreuses cellules sont pigmentées en jaune brun foncé. Dans chacune de ces papilles existent de nombreux vaisseaux capillaires anastomosés les uns avec les autres et aboutissant tous vers la base de la tumeur dans de véritables petits lacs sanguins gorgés de globules rouges.

Le troisième fragment comprenant la saillie inférieure, de beaucoup la plus volumineuse, est formé comme les précédents de tissu conjonctif dense ; à la surface, la peau est considérablement amincie.

Quoique la tumeur fût très douloureuse à la pression, nous n'y avons point rencontré de filets ni de ganglions nerveux.

Nous disons, en résumé, qu'il s'agit, dans ce cas, de papillomes juxtaposés et reliés à leur base par la jonction de leurs pédicules ; que la masse contenait, de plus, de nombreux lacs et capillaires sanguins.

OBSERVATION XXXIX.

(Dugès, Dictionnaire en 15 volumes, 1834, t. XII, art. Ombilic.)

Nous avons vu une fois partir de la cicatrice ombilicale une sorte de grosse verrue fibreuse, lobulée, branchue comme un chou-fleur, mais sèche à la surface, et dont l'excision eût été facile si la malade, femme fort âgée, maigre et peu soigneuse de sa personne, y eût voulu consentir.

Observation XL

Tumeur volumineuse de la région ombilicale de nature fibro-plastique prise pour une tumeur encéphaloïde. — Extirpation. — Guérison. (In thèse Damalix, 1886.)

Journalier, 51 ans, entre à l'hôpital des cliniques dans le service de M. Sappey, le 19 mai 1849. Ce malade porte dans la région ombilicale une tumeur du volume d'un melon assez gros. Début il y a 12 ans. Accroissement lent d'abord mais très rapide depuis six mois. La tumeur présente un pédicule qui s'insère au niveau de la cicatrice ombilicale. La consistance de la tumeur est dure en haut, fluctuante en bas. Ulcérations sur la partie latérale gauche. État général bon. Extirpation de la tumeur. Pendant l'opération on ouvre un petit kyste séreux. Examen histologique (Ch. Robin) : tissu fibro-plastique.

Observation XLI.

Fibro-lipôme de l'ombilic simulant une hernie. Bennett. (The Dublin Journal of Medical science, v. LXXIV, july to december 1882, p. 239 et 240.)

G..., 30 ans, porte depuis sept ans sur le côté de l'ombilic une petite masse grosse comme une noix ; cette tumeur augmenta graduellement de volume pendant deux ans. Aujourd'hui elle présente un volume considérable qui met obstacle à tout travail; consistance élastique et quelque peu mollasse. Extirpation de la tumeur. A l'examen on trouve que la tumeur est principalement composée de graisse et de tissu fibreux.

S'agit-il réellement, dans ces deux cas, de fibromes de l'ombilic? Le professeur Sappey nous dit que le pédicule s'insérait sur la cicatrice ombilicale; dans l'observation rapportée par Bennett nous voyons la tumeur siéger non à côté mais sur le côté de l'ombilic ; c'est dire que ce sont bien des tumeurs ombilicales. Néanmoins, l'étendue de ces tumeurs, leur évolution, nous pousserait à les ranger plutôt dans la classe des fibromes de la paroi abdominale antérieure. On aurait

affaire à des fibromes de la paroi dont le pédicule
siégerait à l'ombilic. Ce point devait être signalé.

VI

Myxomes.

Avec Cornil et Ranvier, nous décrirons sous le nom
de myxomes des tumeurs formées par du tissu muqueux.

« Ce tissu présente de grandes cellules pâles, fusiformes, ou anastomosées par de nombreux prolongements. Il y a toujours, entre ce réseau de cellules plas-
matiques, des cellules rondes et petites sans aucune con-
nexion avec leurs voisines, et situées au milieu du liquide muqueux. En outre de ces éléments, on rencontre très souvent, dans la masse morbide des fibres
élastiques et des cellules adipeuses. »

Le myxome de l'ombilic a été observé trois fois par
Ott Weber, chez des enfants. On ne connaît pas d'autre
cas.

N'ayant pu nous procurer le mémoire de Weber, ni à
la bibliothèque de la Faculté, ni à la bibliothèque Na-
tionale, il nous est impossible de décrire ces tumeurs.
D'ailleurs, elles ne sont décrites nulle part ; les auteurs
qui ont écrit sur les tumeurs de l'ombilic « Blum, Nicaise, Duplay », se contentent de signaler les trois cas
de Weber sans s'y arrêter.

A ces trois cas nous pourrions ajouter une observation
inédite que le Dr Péan a bien voulu nous communiquer.

OBSERVATION LI (inédite).

(Due à l'obligeance de M. le Dr Péan.)

Hypertrophie de la cicatrice ombilicale. — Ablation à l'aide des ciseaux. Cicatrisation rapide.

Duchappe (Marie), 60 ans, 19 avril 1884 (malade externe). Parfaite santé habituelle. Quand elle revint de nourrice, ses parents aperçurent à l'ombilic une petite tumeur qui s'est lentement accrue depuis. Dernièrement il y a eu autour une légère suppuration.

Etat actuel. — Le mamelon central de la cicatrice ombilicale se présente sous la forme d'une tumeur rougeâtre du volume d'une grosse noisette, régulière, non ulcérée, un peu pédiculée. En l'attirant, on voit qu'elle naît réellement au centre de la cicatrice ombilicale. Dans le sillon ombilical sont des débris épithéliaux et des croûtes, vestiges de l'inflammation récente.

Opération. — A l'aide des ciseaux et après traction préalable de la tumeur à l'aide d'une pince, le pédicule est sectionné à sa base ; l'écoulement de sang est insignifiant et le péritoine n'est pas dénudé. Trois points de suture métallique rapprochent les lèvres de la plaie. Pansement phéniqué.

23 avril. — Réunion parfaite par première intention.

Examen histologique. — Cette petite tumeur représente exactement le tissu du cordon ombilical à la naissance, c'est-à-dire du tissu muqueux caractérisé principalement par : 1° la prédominance de substance amorphe fondamentale; 2° une grande proportion de cellules du tissu cellulaire, étoilées ou fusiformes, anastomosées par leurs prolongements; 3° des fibres lamineuses grêles peu développées, encore au contact des noyaux de formation, très sinueuses, donnant l'aspect d'un chevelu onduleux, régulier; 4° une forte proportion de vaisseaux enveloppés dans la substance amorphe, ces vaisseaux n'ayant, du reste, rien d'anormal.

D'après ces caractéristiques, il est difficile de considérer la petite tumeur comme une chéloïde spontanée, dont elle ne possède nullement la structure ordinaire. Il faut bien plutôt voir là une hypertrophie muqueuse aux dépens du cordon ombilical.

Cette **expression d'hypertrophie muqueuse** est évidemment

discutable, et, pour beaucoup, ce serait un myxome de la cicatrice ombilicale.

Comment classer ces tumeurs? Sont-ce des tumeurs bénignes ou malignes?

En principe, ce sont des tumeurs bénignes par excellence; tout le monde connaît les polypes muqueux ou myxomes des fosses nasales qui, comme les myxomes de l'ombilic, sont formés de tissu muqueux; et cependant Blum dans son mémoire, Poulet et Bousquet dans leur Traité de pathologie externe, rangent les myxomes de l'ombilic parmi les tumeurs malignes. Peut-être dans cette région prennent-ils un caractère de malignité qu'ils ne possèdent pas ailleurs!

Quoi qu'il en soit, puisque nous n'avons aucun renseignement sur la nature intime et la marche de ces tumeurs à l'ombilic, nous les rangeons dans les tumeurs bénignes et nous les classons immédiatement avant le sarcome, ce qui cadre bien avec l'opinion de Cornil et Ranvier.

Il est probable, disent ces auteurs, que les myxomes sont d'autant plus graves qu'ils contiennent plus de tissu embryonnaire, et d'autant plus bénin qu'ils renferment du tissu élastique ou du tissu adipeux en plus grande quantité.

DEUXIÈME PARTIE

TUMEURS MALIGNES

I

Sarcomes.

Le sarcome est de toutes les tumeurs ombilicales la moins fréquente.

Son histoire offre peu d'intérêt, car il n'existe qu'un cas de sarcome ombilical vérifié par l'examen histologique.

Leydecker (thèse de Giessen, 1856) décrit, chez une fille de 14 ans, un cas de tumeur sarcomateuse dont l'origine remontait à la première enfance. Nous n'avons pu nous procurer à la bibliothèque de la Faculté l'ouvrage dans lequel se trouve consignée cette observation ; aussi nous ne nous y arrêterons pas. D'ailleurs il semble difficile d'admettre qu'un sarcome puisse persister, sans grandes modifications, pendant 14 années. Telle n'est pas la marche habituelle du sarcome ; bien plus, c'est surtout chez les jeunes sujets que le sarcome se présente avec les allures d'une marche rapide.

En 1863, Thomas Bryant publie dans *Guy's Hospital Reports* une observation de tumeur fibro-nucléaire pédiculée chez une femme de 30 ans. Cette tumeur, survenue après un choc, aurait mis trois mois à se développer.

Il s'agit bien ici d'un sarcome. Malheureusement la tumeur ne régnait pas au niveau de la cicatrice ombilicale, mais à côté.

Il est inutile de rapporter ici le cas de Gallozi. Le titre même de l'observation indique qu'il s'agit d'un sarcome de la région ombilicale et non de l'ombilic.

Blum rapporte dans son mémoire un fait qui lui a été communiqué par le professeur Richet. L'examen histologique de la tumeur permit de reconnaître l'existence d'éléments fibro-plastiques entremêlés d'une grande quantité de cellules embryogéniques, on avait affaire à un sarcome mixte.

Le professeur Duplay a observé en 1879 à l'hôpital Lariboisière une malade atteinte d'une tumeur ombilicale ; on porte le diagnostic de sarcome de l'ombilic. La malade quitte l'hôpital le onzième jour sans avoir subi la moindre opération. On ne put donc ni suivre la marche de la tumeur, ni en faire l'examen histologique.

Dernièrement encore, notre cher maître nous a communiqué verbalement un cas pour lequel le diagnostic clinique avait été sarcome. Ce cas est fort intéressant, car il avait donné lieu à une erreur de diagnostic. Nous reviendrons plus tard sur ce point.

Enfin, nous avons eu la bonne fortune d'examiner, il y a trois mois, dans le service du professeur Potain, un malade porteur d'une petite tumeur ombilicale, dure, violacée par places et pour laquelle le professeur Trélat avait, un mois auparavant, porté le diagnostic de sarcome aponévrotique.

La coexistence de troubles gastriques a jusqu'à ce jour détourné toute tentative d'intervention. Aussi sommes-nous obligé de signaler encore une fois l'absence d'examen histologique.

Dans ces trois derniers faits le diagnostic anatomique a été fait d'après les symptômes. Procéder de la sorte c'est, nous l'avouons, s'écarter de cette précision qui fait la garantie de tout travail scientifique ; nous ne faisons que citer ces faits sans y insister.

Ainsi donc, il n'existe en réalité qu'un seul cas de sarcome de l'ombilic, c'est le cas du professeur Richet ; c'est dire que le chapitre du sarcome ombilical est encore à faire.

Le sarcome peut aussi se présenter à l'ombilic sous un aspect différent du type normal. Le myxosarcome a été rencontré deux fois par Virchow. Dans un cas une tumeur d'un rouge vif, de 6 centimètres de long, faisait saillie dès la naissance à côté de l'ombilic, c'était un myxosarcome télangiectasique. Ce fait a porté Virchow à croire que les observations de Lawton et de Chassaignac étaient des tumeurs de cette variété et non des angiomes.

Nous pourrions rapprocher de cette observation le cas de Gerdes signalé dans le mémoire de Blum.

Le Dr Gerdes a soumis à l'analyse de Virchow une tumeur polypeuse survenue chez un nouveau-né et dont voici la structure. Les couches externes ont l'apparence du sarcome : « entrelacement de cellules fusiformes et de substance intercellulaire muco-fibreuse ». La partie intérieure se compose de tissu graisseux incomplètement développé et de très gros vaisseaux. Elle a ainsi une structure plus complexe et paraît en même temps un produit accessoire du cordon au-dessous duquel elle était située.

OBSERVATION XLIII.

Tumeur fibro-nucléaire, par Thomas Bryant. (Guy's Hospital reports, Londres, 1863.)

Je me rappelle un exemple de tumeur fibro-nucléaire, c'était chez une malade de M. Cook, âgée de 30 ans.

La tumeur datait de trois mois. A son admission à l'hôpital Guy, en avril 1857, la tumeur avait le volume d'une orange et siégeait près de l'ombilic ; elle se développait évidemment dans les téguments et au palper paraissait dure et fibreuse ; il n'y avait pas de retentissement ganglionnaire, et la santé était bonne.

Elle fut aisément enlevée, et au microscope se montra composée entièrement de simples noyaux réunis par du tissu fibreux.

C'est le seul exemple de cette sorte de tumeur que j'aie eu à observer, de tels cas étant évidemment très rares.

Le fait d'être essentiellement composées d'éléments cellulaires les relie incontestablement aux tumeurs malignes, et ce cas nous conduira à étudier une autre classe de tumeurs fibro-plastiques décrites par M. Paget comme tumeurs fibreuses à récidive.

OBSERVATION XLIV.

Sarcome de l'ombilic, par M. le professeur Richet. (In Blum, 1876.)

M..., femme de 54 ans, présentait à l'ombilic une tumeur du volume d'une petite noix, mamelonnée, ulcérée, et sécrétant un liquide sanieux et fétide. La tumeur fut considérée par Nélaton comme inopérable et composée d'une partie extérieure avec un prolongement abdominal. M. Richet fit l'ablation. Au bout de 12 ans la guérison fut maintenue.

La tumeur se composait d'éléments fibro-plastiques entre-mêlés d'une grande quantité de cellules embryogéniques.

OBSERVATION XLV.

(Communication orale de M. le professeur Duplay.)

J'ai examiné, avec M. le docteur Guyot, une femme de 50 ans qui présentait tous les signes d'un phlegmon de la région ombilicale. Le diagnostic s'imposait. L'incision ne donna que quelques gouttes de sang et de pus. La surface de section de la tumeur me fit penser à un néoplasme ; il ne s'agissait certainement pas d'un phlegmon : c'était un sarcome. Le mauvais état général de la malade me fit repousser toute idée d'intervention. Trois mois plus tard, la malade succombait. Quelque temps avant le terme fatal, la malade présenta des troubles gastriques ; peut être y avait-il généralisation.

OBSERVATION XLVI. (Inédite.)

(Communiquée par M. le professeur Duplay.)

Sarcome de la région ombilicale.

Graves, passementière, âgée de 33 ans, entrée le 19 mai 1879, salle Sainte-Marthe, lit n° 8.

Antécédents héréditaires : Mère morte subitement. Père bien portant.

Réglée à 13 ans ; a eu deux enfants, couches bonnes, le dernier il y a treize ans. N'a jamais été malade ; très bien réglée ; pas de leucorrhée.

Les douleurs ont commencé il y a deux ans et se produisaient, à chaque époque menstruelle, autour de l'ombilic et du côté gauche.

Depuis 8 mois, les douleurs sont devenues continues, sans augmenter d'intensité. Crises avec exacerbations ; les douleurs ne sont pas lancinantes mais ressemblent à des coliques.

Depuis le mois d'octobre, la malade a, au moment des accès douloureux, des vomissements bilieux se renouvelant plusieurs fois de suite. Inappétence, pas de constipation. Jamais de sang ni dans les selles, ni dans les vomissements ; miction normale. État général bon. La malade a constaté la présence d'une tumeur à l'ombilic il y a trois semaines, à la suite d'une exploration médicale.

État actuel. On sent dans la région ombilicale une tumeur de 10 à 12 centimètres de diamètre, située très profondément et adhérente à la cicatrice ombilicale. On l'isole difficilement vu l'embonpoint de la malade ; sa consistance est presque ligneuse ; elle n'est pas modifiée par la toux. Submatité à la percussion, mais par derrière on sent les intestins. Indépendance absolue des régions voisines.

Au toucher, on trouve l'utérus mobile, normal, sauf le col
dont la lèvre antérieure est augmentée de volume.

30 mai. La malade sort améliorée, elle doit revenir à la
consultation.

OBSERVATION XLVII. (Inédite.)

(Communiquée par notre bien cher collègue et ami G. Foubert.)

N... (François), 27 ans, comptable, entre le 2 août 1886 dans
le service du professeur Potain.

Père mort poitrinaire. Mère et sœur bien portantes.

Pas de maladie antérieure.

Il y a un an, digestions difficiles, anorexie, borborygmes, éructations.

Depuis cinq mois, vomissements alimentaires survenant d'a-
bord trois ou quatre heures après le repas et actuellement à toute
heure ; quelquefois le lendemain. Pyrosis. Tympanisme abdominal. Amaigrissement (15 kilogr. en cinq mois); n'a jamais eu la
jaunisse. Foie normal.

Rien au cœur, rien aux poumons. Hémorrhoïdes depuis plusieurs
années. Pas de clapotage stomacal ; à la pression il est impossible de distinguer la sonorité stomacale de la sonorité intestinale. Deux points douloureux à la pression abdominale, aux
deux extrémités du côlon transverse.

Le malade porte une petite tumeur à l'ombilic.

Notre ami Foubert nous a permis d'examiner à notre aise ce
point chirurgical et voici ce que nous avons trouvé :

La dépression ombilicale a complètement disparu ; à sa place
on trouve une tumeur du volume d'une noisette.

Cette tumeur est formée de trois mamelons, l'un médian et
deux latéreaux. Le mamelon médian présente une petite scis-
sure, d'où division en deux bourgeons. Les latéraux présentent
chacun trois petites scissures, d'où aspect irrégulier.

La peau est adhérente ; elle est colorée en certains points, la
coloration est surtout marquée sur le mamelon médian.

A la partie inférieure de ce mamelon, entre lui et les deux latéraux, on voit des points bleuâtres.

La tumeur paraît s'enfoncer assez profondément ; quand on la
saisit entre les doigts en déprimant fortement la paroi abdo-

minale, on a la sensation d'un cylindre dur qui se porte en dedans dans l'étendue de deux centimètres. Néanmoins, la tumeur n'adhère pas profondément et elle jouit d'une assez grande mobilité.

La tumeur n'est pas douloureuse à la pression. Mais on trouve à droite et en bas, dans le tissu cellulaire sous-cutané une petite tumeur de consistance cartilagineuse, libre par une de ses extrémités, adhérente par l'autre à la tumeur principale et qui, pressée entre les doigts, détermine une douleur assez vive.

Pas de douleur spontanée.

La toux, la miction, la défécation ne déterminent aucun phénomène douloureux.

Lorsque le malade est couché à plat ventre, il éprouve une sensation de gêne, due à la distension de la peau.

Le 13 septembre on évacue la salle et le malade est envoyé dans un autre hôpital.

Avons-nous réellement affaire à un sarcome? ou bien s'agit-il d'un cancer? L'affection est-elle primitive ou bien est-elle survenue à la suite d'une affection viscérale? Il est impossible de se prononcer d'une façon certaine avant d'avoir pratiqué l'examen histologique. Voici l'opinion du professeur Trélat qui a examiné le malade avant nous :

« Je crois que la tumeur du nombril « sarcome « aponévrotique » est indépendante des phénomènes généraux. 26 juin 1886. »

II.

Du cancer proprement dit.

L'épithélioma et le carcinome constituent les deux variétés anatomiques du cancer ombilical, qui n'a été observé que chez l'adulte.

Il y a trente ans à peine, les tumeurs cancéreuses de l'ombilic, dénomination générique attribuée aux tumeurs malignes de cette région, étaient considérées comme fort rares. Nous devons dire aujourd'hui qu'elles sont fréquentes et qu'elles sont même plus fréquentes que les tumeurs bénignes. Le relevé des tumeurs bénignes de l'adulte nous donne : kystes trois cas, fibro-papillomes sept cas. La statistique des tumeurs malignes nous fournit treize cas pour le cancer primitif et dix-huit pour le cancer secondaire. Les tumeurs cancéreuses de l'ombilic constituent donc chez l'adulte la majorité des tumeurs de cette région.

Mais pourquoi cette prédominance si marquée du cancer? D'après Waldeyer (Volkmann, Samlung-Klinvortrage, n⁰ 33) cette plus grande fréquence s'expliquerait par la prolifération ultérieure des cellules épithéliales englobées dans la cicatrice ombilicale. Blum donne une autre explication: il s'appuie sur ce fait que les cicatrices sont souvent le siège de carcinome surtout lorsqu'elles sont soumises à des irritations répétées. La malpropreté, les corps étrangers, les accumulations de matière sébacée s'observent fréquemment à l'ombilic et deviennent ainsi une cause prédisposante de grande valeur.

Cette théorie de l'influence du traumatisme sur la production du cancer, soutenue depuis longtemps par le professeur Verneuil, trouverait ici une application, d'autant plus que les malades invoquent comme cause déterminante de la tumeur, un coup, une chute, en un mot, un trauma quelconque. Quoiqu'il en soit, à l'exemple de Codet, nous serons éclectique ; nous croyons que les explications de Waldeyer et de Blum ont leur raison d'être et qu'elles sont dignes d'intérêt. L'une et l'autre peuvent servir à expliquer la fréquence du cancer primitif. Si nous ajoutons à cela la propagation assez fréquente à l'ombilic d'une tumeur cancéreuse intra-abdominale, nous aurons suffisamment exposé les causes de la fréquence du cancer ombilical.

Les symptômes du cancer ombilical ne présentent rien de particulier.

Le volume est variable; une noisette et un gros poing d'adulte, voilà les limites extrêmes. Tantôt plus ou moins largement pédiculées, les tumeurs cancéreuses rappellent la forme d'un champignon, d'autres fois elles se présentent sous l'aspect d'une masse arrondie régulière ou mamelonnée; d'autres fois encore elles sont constituées par plusieurs lobes juxtaposés. La tumeur extirpée par Fabrice (si tant est qu'il s'agit d'un cancer) présentait un aspect papillomateux.

La consistance varie suivant la nature de la tumeur et selon l'intégrité plus ou moins complète de la peau qui la recouvre.

Le cancer de l'ombilic, comprenant deux variétés : l'épithélioma et le carcinome, une première division s'impose tout d'abord : elle consisterait à étudier séparément ces deux variétés anatomiques; c'est là une division simple et classique. Néanmoins, après avoir réuni nos observations et les avoir bien étudiées, il nous a semblé préférable de diviser notre étude du cancer en : 1° cancer primitif, 2° cancer secondaire.

Cette division sera bientôt justifiée.

A. — Cancer primitif.

L'histoire du cancer primitif de l'ombilic remonte bien loin.

Socrate, en parlant des affections de l'ombilic, signale

la production plus ou moins fréquente d'une chair tantôt saine, tantôt d'apparence carcinomateuse.

A.-C. Celse, l'Hippocrate latin, signale aussi la production au niveau de l'ombilic de chair tantôt saine, tantôt carcinomateuse et il renvoie au chapitre du carcinome où se trouvent exposés les caractères de la chair altérée.

La première observation de cancer ombilical est due à Fabrice de Hilden. Cette observation, prise avec beaucoup de détails, est présentée sous forme d'une lettre adressée au Dr Gaspard Bauhin de Berne. Elle se trouve à la page 482 de la 5e centurie.

Après avoir lu l'observation de Fabrice on se demande quelle est la nature de la tumeur qu'il a décrite et extirpée. La forme de la tumeur fait songer à un papillôme. Mais, la tumeur avait marché assez rapidement; en outre, les hémorrhagies et la douleur plaident en faveur du cancer.

Il est donc fort difficile de se prononcer. Puisque tous les auteurs qui ont écrit sur la question rangent ce cas parmi les tumeurs cancéreuses, nous le laisserons à la place qu'il a su conquérir.

Pendant longtemps le cancer ombilical resta dans l'ombre. Puis parurent les observations de Civadier et de P.-H. Bérard; celui-ci fait précéder son observation de quelques mots d'historique. Il cite les observations connues à cette époque, celles de Fabrice de Hilden et de Civadier.

En 1849, Boyer consacre un chapitre spécial aux tumeurs de l'ombilic. Dans ce chapitre il décrit les tumeurs cancéreuses sous le nom de sarcomphales et les confond dans la même description que les tumeurs graisseuses de la région ombilicale.

Quelques années plus tard Nélaton reprend la question

du cancer de l'ombilic ; aux observations de Fabrice et de
Civadier il ajoute celle de P.-H. Bérard. Le premier,
Nélaton étudie avec soin la marche du cancer de l'ombilic et discute l'opportunité de l'intervention chirurgicale.

Hue et Jacquin en 1868 publient une observation des
plus intéressantes. Il s'agit d'un cancer colloïde de l'ombilic ayant envahi la paroi abdominale antérieure et la
vessie.

En 1874, le Dr Ernst Küster étudie les néoplasmes
de l'ombilic chez l'adulte dans un mémoire inséré dans
les *Archiv. fur Klinische chirurgie*. Outre les cinq
observations précédemment citées il rapporte un cas
inédit observé par Wilms. Mais Küster oublie de signaler
les trois observations que Demarquay avait présentées
à la Société impériale de chirurgie au mois de juin 1870.

Nous n'avons plus pour en finir avec l'historique du
cancer primitif de l'ombilic qu'à signaler le cas du professeur Richet, ceux de Dolbeau et de Després.

Nous signalerons enfin deux observations inédites et
tout à fait récentes ; l'une appartient à M. le Dr Péan
qui a bien voulu nous la confier ; l'autre nous la devons
à l'obligeance de notre excellent collègue et ami Potherat.
Cette dernière observation prise dans le service du professeur Guyon à Necker, date à peine ds quelques jours.

Ainsi donc, à en juger par cet aperçu historique, le
cancer primitif de l'ombilic n'est pas rare ; le nombre
de cas observés s'élève à treize. Nous avons déjà vu,
dans l'étude du cancer en général, à quelles causes cette
fréquence pouvait être attribuée. Malheureusement dans
plusieurs des faits que nous venons de signaler on s'est
contenté ou on a dû se contenter d'une simple histoire
clinique.

Le cancer primitif se présente à l'ombilic sous plusieurs formes.

On a observé deux cas de cancer colloïde (Hue et Jacquin, Demarquay), un cas de cancer encéphaloïde (Demarquay) cinq cas d'épithéliome (Demarquay, Dolbeau,
Péan, Després, Potherat). Le cas de Hue et Jacquin,
ceux de Demarquay, Dolbeau, Després, Péan et Potherat sont les plus intéressants et ceux dont le diagnostic
est le mieux établi. Les autres cas (Fabrice, Civadier, etc.) sont simplement connus sous la dénomination de cancer ou de tumeur cancéreuse.

Nous pouvons déjà tirer une conclusion : c'est que le
cancer primitif de l'ombilic se présente le plus souvent
sous la forme d'épithélioma et rarement sous celle de
carcinome. Au dire des auteurs, il n'existerait dans la
science qu'un seul cas de carcinome primitif, celui de
Wilms publié par Küster. Il y a de l'exagération dans
cette opinion trop exclusive ; le cas de Hue et Jacquin
doit prendre place, à notre avis, à côté du cas de Wilms.

L'âge et le sexe n'offrent aucune considération spéciale; si nous exceptons le cas de Fabrice (jeune homme
de 25 ans), nous voyons que le cancer primitif a été observé entre 40 et 74 ans. Sur les treize cas connus, six
appartiennent à des femmes et six à des hommes. Le
cas de Wilms est excepté, car nous n'avons pas pu nous
le procurer.

Un point mérite d'être noté avec soin, c'est l'absence
d'engorgement ganglionnaire. En effet, à part les cas
de Demarquay, nous n'avons trouvé signalé dans aucune
observation l'engorgement des ganglions soit inguinaux
soit axillaires. Demarquay, examinant une malade atteinte
de tumeur ombilicale, constate la présense de deux petites tumeurs dans l'aine. Après un moment d'hésitation
il se décide à enlever la tumeur ombilicale. Au bout de

quelques jours les ganglions inguinaux commencent à grossir, la santé générale s'altère et tout fait craindre une issue fatale.

Comment expliquer cette absence d'engorgement ganglionnaire? *Nescio*. Peut-être, faudrait-il admettre avec Codet que l'attention des observateurs n'a pas été attirée d'une façon suffisante sur ce point particulier.

Il est intéressant de bien connaître la marche et l'évolution du cancer de l'ombilic. Bérard termine son article (cancer de l'ombilic) en recommandant de prendre garde de faire une boutonnière au péritoine, ce qui ne serait pas impossible, ajoute-t-il, si le pédicule traversait l'anneau ombilical.

Et c'est en effet, d'après Nélaton, ce qui arrive le plus souvent. Le cancer ombilical a, plus qu'en aucune autre région, une grande tendance à se propager aux parties profondes. Il ne se borne pas seulement à la cicatrice ombilicale ; le pédicule se prolonge dans l'anneau et, arrivé à la face interne de la paroi abdominale, il s'épanouit en dedans, envahissant le tissu cellulaire sous-péritonéal et le péritoine. Le néoplasme présente alors la disposition dite en bouton de chemise dont la partie étranglée correspondrait à l'anneau ombilical. Est-il possible de reconnaître jusqu'à quel point la dégénérescence a envahi la face interne de la paroi abdominale? Ce diagnostic, dit Nélaton, semble présenter de sérieuses difficultés. Cependant, ajoute-t-il, nous avons remarqué que les téguments qui entourent l'ombilic ont perdu en ce point leur souplesse ordinaire et qu'il est difficile de les plisser comme on peut le faire à l'état normal. Ce signe n'est pas pathognomonique, mais il doit entrer sérieusement en ligne de compte, quand il s'agit de prendre une détermination.

OBSERVATION LVII.

(Fabrice de Hilden. Observationes chirurgicœ, cent. V, obs. LXII.)

Un homme de 25 ans environ, très robuste, portait à la région ombilicale une tumeur plus grosse qu'une noix, livide, dure, charnue, ayant toute l'apparence d'un cancer : elle exhalait une odeur qui rappelait celle du fromage pourri. Cette excroissance était apparue, sans cause appréciable, six mois auparavant et avait insensiblement augmenté de volume. Tout à fait indolente au début, elle était devenue le siège de douleurs assez vives; de temps en temps elle laissait écouler un léger suintement sanguin. Après deux mois d'un traitement palliatif infructueux (eau de roses, corne de cerf, cendres de grenouilles) je crus devoir recourir à la ligature. Mais comme l'embonpoint du malade était considérable, que la base du fongus était cachée profondément dans la dépression ombilicale, qu'on n'en voyait que la surface, afin d'aller attaquer le mal jusque dans ses racines, j'inventai l'instrument suivant, que l'on peut appeler speculum umbilici. L'appareil se composait uniquement d'un petit plat d'étain auquel on avait enlevé le fond. Le fongus était engagé dans cette ouverture et l'instrument, appliqué par sa face convexe, était maintenu très serré à l'aide de deux bandes. De cette manière, les parois abdominales étaient déprimées et le fongus venait faire saillie au centre de l'instrument. Une ligature fut appliquée aussi profondément que possible ; mais comme les douleurs étaient extrêmement vives, on ne put la serrer aussi fortement qu'il était nécessaire. La constriction fut augmentée d'abord tous les deux jours, puis tous les trois jours. Cette tumeur était supportée par trois pédicules qui furent attaqués, deux d'abord, puis le troisième. Lorsque les deux premières tumeurs furent séparées par le fil, de la poudre d'alun calciné fut mise sur la plaie. Quelques pansements avec un liquide astringent suffirent pour amener la guérison.

OBSERVATION LVIII.

(Civadier. Journal de médecine, de chirurgie, de pharmacologie de Bruxelles, t. IV, p. 374.)

Une femme, d'environ 40 ans, s'aperçut, peu de temps après la disparition de ses règles, d'une petite tumeur dure, non douloureuse, siégeant à la région ombilicale ; insensiblement cette tumeur augmenta tellement qu'elle devint grosse comme la tête d'un enfant nouveau-né. Plusieurs chirurgiens furent consultés et crurent à une exomphale. Des émissions sanguines, des émollients furent employés sans résultat ; au contraire la tumeur augmentait de volume. Des caustiques, appliqués sur elle, ne firent qu'augmenter les douleurs qui devinrent intolérables et produisirent une eschare. Bientôt la tumeur prit la forme d'un champignon, dont la base avait cinq pouces et demi de circonférence ; elle ressemblait à une poire attachée à son pédicule et fournissait un liquide infect. Civadier conseilla d'en faire l'excision : l'opération eut le plus grand succès.

OBSERVATION LIX.

(P.-H. Bérard. Dict. de méd., en 30 vol., art. Ombilic.)

Une femme fut envoyée dans mon service à l'hôpital Saint-Antoine pour y être traitée, disait-on, d'une hernie ombilicale. Le premier examen de la tumeur me fit reconnaître qu'elle était de nature cancéreuse. Elle avait le volume d'une pomme de moyenne grosseur ; elle était aplatie et pédiculée comme un champignon, mais le pédicule était assez fort et faisait corps avec la paroi abdominale. La couleur de la tumeur était brunâtre et sa consistance très grande. Une particularité de cette tumeur était que sa surface n'avait pas l'apparence de la peau. C'est que, en effet, la peau ne la recouvrait pas. C'était, je pense, la cicatrice ombilicale qui avait subi, en s'hypertrophiant, la dégénérescence cancéreuse. La malade ne voulut pas consentir à l'extirpation de cette tumeur.

OBSERVATION LX.

Cancer colloïde de l'ombilic et de la paroi abdominale antérieure ayant envahi la vessie, par Hue et Jacquin. (Union médicale, 1868, 3e sér. t. VI, p. 418.)

Hess, cavalier au régiment des guides, 45 ans, fait une chute de cheval le 22 mai 1867. Le 6 juin il constate au niveau de l'ombilic une petite tumeur du volume d'une noisette. Cette tumeur augmente rapidement ; une incision faite au bout de trois semaines donne lieu à un écoulement sanguinolent. Les lèvres de l'incision bourgeonnent et bientôt se forme une masse fongueuse du volume du poing. La peau du voisinage devient violacée et indurée. La santé générale s'altère. Surviennent des hémorrhagies, des envies fréquentes d'uriner, de la dysurie et le malade meurt d'épuisement.

Autopsie. Substance gélatiniforme occupant l'ombilic, la paroi abdominale antérieure et la face antérieure de la vessie.

L'examen microscopique démontre qu'on avait affaire à un cancer colloïde.

Cette observation est des plus intéressantes. La maladie a certainement débuté par l'ombilic, d'où elle s'est propagée à la paroi abdominale et à la vessie. Elle fut prise d'abord pour une collection purulente et l'incision semble avoir hâté la marche du cancer.

OBSERVATION LXI.

Epithélioma. (Demarquay. Bull. de la Soc. de chir., 1870, séance du 8 juin.)

Dame âgée de 54 ans, s'est aperçue, il y a 2 ans, du développement d'un nævus congénital qu'elle portait au niveau de l'ombilic. La tumeur s'excorie, donne lieu à des hémorrhagies et à des écoulements d'un liquide sanieux. La tumeur acquiert le volume d'un œuf. Deux ganglions dans l'aine.

Opération. Examen microscopique : papillome. Mais les ganglions augmentent de volume après l'opération, la santé générale s'altère, et tout fait craindre une issue fatale.

OBSERVATION LXII.

Cancer encéphaloïde. (Demarquay. Bullet. Soc. chirurgie, 8 juin 1870.)

Chez un homme âgé, l'ombilic était occupé par une tumeur du volume du poing, présentant un aspect bleuâtre. Elle me paraît adhérente au péritoine et à la peau de l'ombilic. Il était impossible de lui imprimer le moindre mouvement sans déplacer toute la paroi abdominale ; elle était mollasse, et le malade y ressentait une douleur vive, laucinante. Je diagnostiquai une

tumeur encéphaloïde de la région ombilicale. Je me refusai à
toute opération en raison des adhérences indiquées plus haut.
Bientôt le teint du malade finit par s'altérer, et le malade succomba.

OBSERVATION LXIII.

Cancer colloïde. (Demarquay. Société de chirurgie, 1870.)

Il s'agit d'un malade que j'ai vu récemment avec M. le
Dr Roger, un de mes anciens élèves. Ce malade, âgé de soixante
et quelques années, portait à l'ombilic une tumeur large,
aplatie, molle, demi-fluctuante. Elle formait comme une cuirasse
qui comprenait toute l'épaisseur de la paroi abdominale, dans
l'étendue des deux mains. Cette tumeur avait débuté par l'ombilic et avait envahi petit à petit les tissus voisins. Un chirurgien
quelque peu inexpérimenté, croyant avoir affaire à un phlegmon, avait donné un coup de lancette dans cette tumeur d'où
étaient sorties, au lieu de pus, des fongosités tremblottantes qui
s'étaient étalées à l'extérieur en une masse considérable, d'où
s'écoulait une sérosité abondante, sanieuse et fétide. Le plus
petit contact faisait saigner cette masse. Il s'agissait d'un
cancer colloïde. Le malade succomba épuisé par l'abondance de
l'écoulement.

OBSERVATION LXIV.

Epithélioma de l'ombilic. (Professeur Dolbeau, In Blum, 1876.)

M. le professeur Dolbeau a opéré une femme de 60 ans d'une
tumeur épithéliale de l'ombilic du volume d'un œuf. Malgré
l'ablation complète, la tumeur récidiva sur place ; une seconde
opération amena la guérison complète.

Par une singulière coïncidence, la sœur de cette malade présenta, deux ans après, un empâtement de la région ombilicale,
qui se termina par ulcération. Malgré les nombreux caractères
communs que présentaient les deux cas, M. Dolbeau diagnostiqua une affection syphilitique, et le traitemént spécifique amena
la guérison de la malade sans opération.

OBSERVATION LXV.

Cancer de l'ombilic, par M. le professeur Richet. (In Blum, 1876.)

X..., 65 ans, portait à l'ombilic une tumeur ulcérée, du volume d'un marron. Son aspect était violacé, et sa surface présentait une disposition en chou-fleur. L'ablation fut faite, mais il fut impossible de ménager le péritoine, la suture de la séreuse fut immédiatement pratiquée, mais le malade ne tarda pas à succomber à des accidents de péritonite.

OBSERVATION LXVI.

Cancer ombilical « épithélioma ».

(Observation communiquée à la Soc. de chir., séance du 21 mars 1883, par M. Desprès. In thèse Codet, 1883.)

Le nommé Gautier, âgé de 74 ans, rentier, entre à l'hôpital de la Charité, le 12 février 1883, salle Saint-Jean, lit n° 16.

Antécédents héréditaires. Père mort d'apoplexie à 76 ans; mère de dysenterie à 59 ; il a deux sœurs qui se portent bien.

Antécédents personnels. Le malade n'a eu qu'une fluxion de poitrine en 1837.

A la fin de novembre 1882, il s'aperçoit du début de son affection, grâce à une douleur que provoquait le contact des vêtements sur l'ombilic.

En même temps apparut, au niveau même de la cicatrice ombilicale, une surface rougeâtre un peu saignante, et que le malade compare à un pois.

Cette tumeur, faisant saillie à la surface de l'abdomen, augmente rapidement, si bien que, le 18 janvier 1883, le malade vient à Paris consulter M. Després.

La tumeur, à ce moment là, n'a que le quart du volume qu'elle présentera le jour de l'opération.

M. Després la cautérise avec du chlorure de zinc, quoiqu'il ait diagnostiqué un cancer de l'ombilic.

La tumeur augmente, et le 12 février le malade entre à l'hôpital.

Voici l'état du malade à l'entrée. C'est un vieillard robuste. Sans aucune infirmité. A l'ombilic, il présente une tumeur saignante, faisant un peu saillie au dehors, et de la grandeur d'une pièce de deux francs. Elle présente tout à fait l'aspect d'un épithélioma. En examinant de plus près, on peut constater qu'elle s'étale seulement sur la face externe de l'abdomen, en forme de tête de clou, et qu'elle a son pédicule à l'ombilic.

Elle ne fait pas saillie appréciable dans la cavité abdominale. Elle ne présente donc pas la forme d'un bouton de chemise, ce dont on s'assure en faisant un pli à la paroi abdominale avec les deux mains. On constate alors qu'il n'existe pas de tuméfaction tout autour de la tumeur, dont le volume peut être comparé à une grosse châtaigne. Etant donnée la rapidité avec laquelle la tumeur a augmenté, M. Després se décide à en faire l'ablation avant qu'elle n'ait pris du développement dans l'abdomen, ce qui est, comme on le sait, à peu près fatal.

L'opération est pratiquée le 21 février. Deux incisions en croissant circonscrivent la peau qui entoure l'ombilic, et la tumeur est disséquée tout autour. Arrivé sur l'ombilic, M. Després constate qu'elle pénètre dans l'ouverture aponévrotique, ainsi qu'il s'y attendait. Le péritoine ouvert, on constate que la tumeur tient à l'épiploon. Cet organe, un peu attiré au dehors, une section est faite, et, de suite, M. Després attire l'épiploon au dehors ; il fait une hernie épiploïque du volume du pouce.

Un petit vaisseau de cet épiploon donne, une ligature est posée ; c'était le point où le cancroïde adhérait à l'épiploon.

M. Després ferme alors la plaie à l'aide de trois points de suture. Celui du milieu est profond. Il comprend l'épiploon hernié, mais sans intéresser l'anneau ombilical et le péritoine.

Le supérieur et l'inférieur ne comprennent que la peau. La ligature artérielle passe et pend entre les deux sutures inférieures. L'opération qui a été faite au chloroforme, sans que le malade soit cependant soumis à une résolution complète, n'a pas duré un quart d'heure.

Le pansement est fait avec une large ceinture de diachylon, faisant une fois et demie le tour du corps, et assez serrée pour empêcher le ballonnement du ventre et les effets funestes que pourraient avoir les effets de toux.

Diète absolue ; pas de boissons.

Le malade, pendant les jours qui ont suivi, n'a pas eu de fièvre notable. Le soir de l'opération 38°.

Tous les autres jours, la température a été normale. Aucun vomissement, ni aucun hoquet.

Le lendemain de l'opération, le malade se trouvant bien, on lui donne un peu d'eau rougie. Pas le moindre signe de péritonisme.

Le troisième jour seulement, comme aucun accident ne s'est produit, on lui donne dans la journée un peu de pain trempé dans du vin, sa nourriture préférée, dit-il. On lui donne aussi un œuf.

Même nourriture pendant huit jours.

Voici, d'ailleurs, le relevé, jour par jour, de ce qu'on a fait : quarante-huit heures après l'opération, ainsi que je l'ai dit, on a opéré la simple section des fils (22 février). T. 37°,5 le soir.

Le 26. On enlève complètement un des fils. Le malade mange un œuf depuis deux jours, et a été à la selle ; on lui a donné un lavement. T. 37°,8 le soir.

La bande de diachylon est entièrement changée le 27, et on enlève un autre fil, qui avait formé un tout petit abcès miliaire.

Dans la journée, le malade va toujours bien. Il mange deux biscuits. Il rend des gaz.

Le 28. La ligature de l'épiploon est retirée. Rien de nouveau. Toujours pas de fièvre. T. 37°,8.

1er mars. La hernie épiploïque se détache. Le malade tousse un peu. Potion diacode.

Le 3. La bande de diachylon est changée. T. 37°,2.

Le 4. On a donné au malade un peu de viande qu'il n'a pas bien digérée. T. 37°,6.

Le 5 et le 6. Le malade va toujours bien.

Le 7. Le malade se lève de son lit pour rester dans un fauteuil.

Le 8. La plaie est complètement cicatrisée. On remplace le diachylon par une plaque de diachylon et une ceinture de flanelle.

Le 9. Le malade, opéré depuis quinze jours, est en état de rentrer chez lui.

Le 10. Il sort de l'hôpital ; il portera une ceinture serrée sur l'abdomen pour empêcher une hernie de se produire en arrière de l'épiploon adhérent.

L'examen microscopique a fait reconnaître que la tumeur était un épithéliome tubulé.

OBSERVATION LXVII. (Inédite.

Due à l'obligeance de M. le Dr Péan.

Epithélioma de l'ombilic. — Ablation. — Mort par péritonite en trente
heures. — Lipôme et corps fibreux utérins concomitants.

Boyer (Marie), 62 ans, cuisinière, entre le 20 mars 1885, salle
Denonvilliers, n° 47. Pas d'hérédité. Bonne santé. Depuis longtemps, lipome de la région trochantérienne.

Il y a sept ans, apparition à l'ombilic d'une tumeur qui eut bientôt le volume d'une noix, accroissement lent depuis : indolence
et irréductibilité. Actuellement elle a le volume d'un gros poing,
elle est aplatie, à bords bien limités, paraît mobile sur les parties sous-jacentes : peau adhérente, amincie, rouge, ulcérée et
crouteuse en deux points : indolence.

Anesthésie. — Deux incisions elliptiques circonscrivent la
tumeur : l'épiploon lui adhère et lui forme un pédicule. Ligature
de ce pédicule et sutures profondes : mais au moment où on les
pratique, la malade mal endormie se contracte, et l'intestin
s'échappe par l'orifice, réduction fort difficile, on termine la
suture ; section du pédicule, suture superficielle.

Pansement antiseptique et compression énergique. — Glace,
vin de Champagne, et opium à hautes doses.

Le soir, T. 40°; vomissements bilieux. Le lendemain, T.
39°,5; toujours les vomissements, la malade est calme et ne se
plaint pas. — Mort à 3 h. 1/2 de l'après-midi.

Autopsie. Péritonite généralisée au 1er degré, simple congestion.

Trois corps fibreux sur l'utérus. — Organes séniles, rien
autre chose.

L'examen histologique pratiqué au laboratoire de la Faculté
confirme le diagnostic.

OBSERVATION LXVIII. (Inédite.)

Recueillie et communiquée par notre excellent collègue et ami Potherat.
Epithélioma de l'ombilic.

La nommée L.... (Léontine), âgée de 46 ans, brodeuse, entre
le 17 septembre 1886 à l'hôpital Necker dans le service de M. le
professeur Guyon, salle Sainte-Cécile.

Antécédents héréditaires. — Père mort d'une affection de poitrine à 52 ans. Mère morte d'une affection du foie à 73 ans. Deux frères et une sœur morts de tuberculose pulmonaire entre 35 et 40 ans.

Antécédents personnels. — Rien dans les premières années. — Réglée facilement à 13 ans, elle a toujours été et est bien réglée.

Mariée, elle a eu quatre enfants tous vivants; les couches n'ont rien présenté de spécial. La santé habituelle est excellente, rien du côté du cœur ou du poumon, fonctions digestives s'exécutant normalement; embonpoint notable. Jusqu'au mois de décembre 1885 la malade n'observe rien d'anormal du côté de sa cicatrice ombilicale, qui grâce à son embonpoint était assez profondément déprimée, mais vers cette époque son corset lui procure dans cette région une sorte de gêne, sinon de douleur véritable qui fait qu'elle porte plus soigneusement son attention de ce côté ; elle aperçoit alors au fond de la dépression ombilicale une petite tumeur du volume d'une forte tête d'épingle et de couleur rouge violacé.

La tumeur s'accroît lentement, elle ne détermine pas de douleur; cependant pendant les huit jours qui suivent les règles elle serait le siège de quelques élancements.

Au mois de mai 1886, la malade commence à se préoccuper de sa tumeur, elle va consulter à l'hôpital Laënnec où on lui avait prescrit simplement des onctions avec l'onguent napolitain belladoné. La tumeur continue à progresser tout en restant indolente. Le professeur Hardy la voit au mois de juillet et n'ordonne rien de particulier. Au mois d'août la malade fait pendant quelque temps des badigeonnages de teinture d'iode qui restent inefficaces. La malade se décide alors à entrer dans le service du professeur Guyon.

L'examen, à ce moment, permet de constater surtout près de la dépression ombilicale, une tumeur du volume d'un œuf de petit oiseau, mais de forme différente, elle est conique; sa base qui se continue avec la cicatrice est légèrement étranglée par un sillon qui forme un pédicule très étroit et relativement large, de sorte que la tumeur est en réalité sessile. Consistance solide, mais charnue, élastique, couleur rouge violacé.

Au sommet un point noirâtre d'environ 2 millimètres de diamètre ne faisant pas saillie, un autre point semblable occupe le côté droit. — On peut très facilement circonscrire la tumeur en déprimant la dépression ombilicale ; tout le pourtour de sa base est humectée par la sueur et entourée d'un dépôt blanchâtre très analogue comme aspect au smegma, mais sans odeur. La tumeur elle-même en aucun point ulcérée ne donne lieu à la production d'aucun liquide.

Cependant, deux ou trois jours après l'entrée de la malade à l'hôpital un des points noirs s'est comme rompu en donnant issue à un peu de sang noirâtre.

La palpation et la pression de la tumeur ne déterminent aucune douleur ; en la soulevant on enlève la cicatrice, mais on peut constater l'absence de connexions profondes. Pas de ganglions appréciables dans les aines. Pas trace en aucune partie du corps de quelque tumeur que ce soit. L'exploration minutieuse de l'abdomen et des différents viscères ne décèle rien d'anormal.

Opération le 24 septembre.

La malade ayant été préparée par des bains et un purgatif est chloroformisée. M. Segond circonscrit la tumeur par deux incisions curvilignes à droite et à gauche se rejoignant en haut et en bas et il excise toute la cicatrice ombilicale avec laquelle il emporte toute la tumeur. L'anneau est mis à nu ; un peu de sang. La place opératoire forme un puits profond ; deux points de suture au fil d'argent et un petit drain dans l'angle inférieur. Pansement iodoformé et gaze de Lister. Les jours suivants, la malade n'accuse aucune douleur ; pas de fièvre.

Le 27, le pansement est renouvelé. Les fils enlevés, la réunion n'est pas effectuée, ce qui n'a rien d'étonnant, car la disposition de la plaie se prêtait peu à une réunion immédiate.

La cicatrisation se fait très rapidement et la malade quitte l'hôpital complètement guérie le 5 octobre, 11 jours après son opération.

Examen histologique pratiqué par M. S. Clado, interne des hôpitaux.

La tumeur est située au centre de l'ombilic et s'est développée aux dépens de la cicatrice ombilicale. Elle est encapuchonnée par la peau avoisinante à la façon du prépuce qui encapuchonne le gland.

La tumeur offre une consistance un peu inférieure à celle d'un fibrome. Sur une section on trouve une sorte de capsule conjonctive qui entoure une masse centrale d'un blanc grisâtre parse-

mée de nombreux points mélaniques dont le volume ne dépasse
pas la tête d'une épingle. Tous ces points sont séparés les uns
des autres et donnent à la section une apparence piquetée.

La pièce a été durcie dans l'alcool et coupée avec le micro-
tome de Thomas d'Heidelberg.

Les sections ont porté à la surface de la capsule et transversalement sur la tumeur.

La capsule est formée de tissu conjonctif adulte, abondant
contenant quelques fibres élastiques et des vaisseaux à parois
épaisses.

La tumeur proprement dite est formée dans la presque totalité
par un tissu sarcomateux (cellules fusiformes) fasciculé par places.
Au milieu de ce tissu il existe des cavités remplies de cellules
pavimenteuses, solidement adhérentes les unes aux autres.

Ces cavités présentent des formes variables : les unes sont
rondes, d'autres ovales ou en forme de boyaux anastomosés par
places.

En somme, ce sont là des canaux d'épithélioma pavimenteux.
Dans les intervalles des canaux on trouve, au milieu du tissu
constituant le stroma, des vaisseaux en petit nombre offrant des
parois très épaisses et un enthodélium plissé. — Nulle part on
ne trouve des amas embryonnaires.

La peau qui constitue une enveloppe extérieure à la tumeur,
située autour de la capsule conjonctive, est extrêmement amincie, mais conserve ses caractères habituels partout sauf en un
point où la tumeur paraît se continuer directement avec elle. Là
l'épithélium présente une épaisseur considérable et envoie des
prolongements au sein de la tumeur.

Les cellules contenues dans les boyaux présentent des granulations pigmentaires très fines dans l'épaisseur de leur proto-
plasma, mais pas assez réunies pour nous expliquer cet état mé-
lanique que la tumeur offrait à la coupe.

Cet état est dû à des extravasations sanguines qui se sont faites
au centre de la tumeur et dont on retrouve les traces soit sous
forme de pigment sanguin modifié, soit sous forme d'amas de
globules rouges encore reconnaissables au microscope.

B. — Cancer secondaire.

Le cancer secondaire de l'ombilic est fréquent, plus fréquent que le cancer primitif. Nous avons pu en réunir facilement un certain nombre d'observations.

A notre avis, le cancer secondaire doit comprendre deux variétés : dans la première se rangent les cas dans lesquels un individu porteur d'une hernie ombilicale et atteint d'un cancer intra-abdominal voit se développer un noyau cancéreux au niveau de l'organe hernié. C'est bien là un cancer ombilical secondaire. Dans la seconde variété, prend place le cancer secondaire tel qu'on le comprend généralement. Nous ne nous occuperons que de ce dernier et nous nous contenterons de rapporter plus loin les deux observations de la première variété, que nous avons pu recueillir.

L'étude du cancer secondaire est intéressante au double point de vue du diagnostic et de l'intervention chirurgicale. Et cependant son histoire se résume en des observations éparses çà et là dans les divers recueils périodiques ou dans des thèses qui n'ont pas de rapport direct avec la question qui nous occupe.

Catteau, le premier, dans sa thèse inaugurale (Paris, 1876) insiste sur la propagation de la péritonite cancéreuse à l'ombilic et pose les conclusions suivantes :

« Dans les cas de péritonite cancéreuse, on peut voir survenir une induration de l'ombilic avec ou sans ulcération ; et comme corollaire, toutes les fois qu'il existera une induration ou une ulcération ombilicale, il faudra songer à la péritonite cancéreuse. »

Catteau avait beaucoup fait en posant cette loi générale, mais il n'avait fait qu'un pas.

A M. le professeur Damaschino revient l'honneur

d'avoir montré les rapports qui existent entre le cancer de l'ombilic et le cancer des viscères intra-abdominaux.

Ayant observé, en 1879, trois cas de cancer de l'estomac accompagnés de cancer de l'ombilic, il a cherché à établir les relations qu'il pouvait y avoir entre ces deux manifestations, tant au point de vue de la pathogénie qu'au point de vue du diagnostic, du pronostic et du traitement. Ces observations sont ainsi devenues l'objet d'un mémoire encore inédit qui était prêt à être livré à l'impression lorsque nous avons demandé au professeur Damaschino de nous donner quelques renseignements sur les tumeurs de l'ombilic. Avec sa bienveillance habituelle, notre cher maître a bien voulu nous confier toutes ses notes.

Si donc, ce point important de pathologie voit le jour dans notre thèse, qu'on se rappelle qu'il lui appartient; nous ne faisons que lui rendre ce qu'il nous a si obligeamment prêté.

Après cette profession de foi, nous ferons remarquer que nous envisageons la question du cancer secondaire à un point de vue plus général; c'est pourquoi nous nous permettrons d'ajouter quelques mots au travail que nous venons de signaler.

L'influence du sexe est frappante : sur dix-huit cas de cancer ombilical consécutif soit à une néoplasie pariétale, soit à une néoplasie intra-abdominale, quatorze appartiennent à des femmes; quatre seulement se rapportent à des hommes.

Le plus souvent la tumeur ombilicale n'apparaît qu'après la constatation des troubles fonctionnels de l'organe primitivement atteint; quelquefois cependant elle coïncide avec les premières manifestations, ou bien elle peut constituer toute la maladie, lorsque les troubles fonctionnels primitifs sont à peine ébauchés;

(cas du professeur Le Fort) c'est dans ces derniers cas
que le diagnostic devient embarrassant, car l'on serait
tenté de voir sur le même malade deux affections différentes, l'une médicale et l'autre chirurgicale, alors que
l'une n'est que la conséquence de l'autre et que l'intervention chirurgicale doit faire place aux nombreuses
ressources de la thérapeutique médicale.

Les deux variétés anatomiques du cancer secondaire
sont l'épithélioma et le carcinome. Nous ne connaissons
que trois cas d'épithélioma secondaire de l'ombilic; les
deux premiers font l'objet des deux observations du
professeur Damaschino. Le troisième appartient à Bergeat. Dans tous les autres cas il s'agit de carcinomes. Ainsi
donc, si nous nous rappelons ce que nous avons dit à
propos du cancer primitif, nous pouvons tirer la conclusion suivante : à l'ombilic, l'épithélioma est presque
toujours primitif; il n'existe que deux cas d'épithélioma
secondaire; le carcinome, au contraire, est le plus souvent secondaire.

Le cancer secondaire de l'ombilic peut être consécutif à un cancer de la paroi qui se propage de la périphérie vers le centre ou à un cancer du péritoine et
des organes intra-abdominaux. Dans un cas signalé
par Küster, un cancer de l'ombilic coïncidait avec des
masses cancéreuses dans l'ovaire, la trompe et le sternum. Lorain a vu le cancer ombilical chez une femme
atteinte d'un cancer de l'utérus.

On l'a rencontré aussi dans certains cas de cancer du
péritoine, de l'intestin, du foie, de l'estomac. Storer :
foie, péritoine, intestin, utérus, ovaire ; Wulckow, Auger, Monod, Brossard, professeur Le Fort : cancer de
l'estomac ; Mac-Munn : cancer du grand épiploon et du
mésentère ; de Gennes : cancer de l'intestin et de l'épiploon ; d'Heilly : 1° cancer du grand épiploon ; 2° péri-

tonite cancéreuse ; Damaschino : 1º cancer du côlon transverse, de l'épiploon, du péritoine, du foie ; 2º cancer du cardia, de l'épiploon, péritonite cancéreuse ; Chuquet : 1º cancer des ligaments larges, péritonite cancéreuse ; 2º péritonite cancéreuse ; Bergeat : cancer de la paroi ; Delens : cancer du foie et du grand épiploon.

On a constaté dans quelques cas (Wulckow, d'Heilly, Damaschino) la dégénérescence du ligament suspenseur du foie ; dans le cas de Wulckow, la tumeur arrondie de l'ombilic semblait être le prolongement d'une masse cancéreuse qui suivait le ligament suspenseur. On peut supposer que ce ligament joue le rôle de conducteur et que le cancer du grand épiploon et de l'estomac se propage à l'ombilic en suivant cette voie.

OBSERVATION LXIX.

Carcinome viscéral généralisé. — Ombilic atteint.
(Storer. Bost. med. und surg. Journal, février 1864.)

Une femme de 40 ans meurt d'un cancer généralisé (foie, péritoine, intestin, utérus, ovaire). A l'ombilic, elle présente une tumeur du volume de la phalangette du pouce. L'examen démontre qu'il s'agit d'une masse cancéreuse développée dans l'épaisseur du tissu ombilical.

Cancer encéphaloïde.

OBSERVATION LXX.

Cancer de l'ombilic consécutif à un cancer de l'estomac, par Wulckow de Pirna. (Beitrage zur Casuistik der Nabelneubildungen. Berlin. Klin. Woch., 28 september 1875, nº 39, p. 533.)

Tailleur robuste, 33 ans. — Pendant l'automne 1872, par une nuit obscure, marchant très vite sur une route, il éprouva soudain un choc si violent contre le creux épigastrique, qu'il perdit connaissance. Revenu à lui, il trouva qu'il s'était frappé à un pilier de garde-fou élevé de 3 pieds.

Pendant quelques jours, il dut garder le lit à cause des vives douleurs qu'il ressentait au point blessé. Puis il reprit son métier, mais sans dès lors s'être jamais parfaitement rétabli.

Au printemps de 1873, il consulta pour la première fois un médecin, au sujet de troubles digestifs. Après une amélioration passagère, l'automne suivant, il fut repris de douleurs épigastriques, d'éructations et de quelques vomissements.

Dès ce moment, son nombril s'est « enflammé » sans pourtant lui causer des douleurs.

Le 5 septembre, je vis le malade pour la première fois : amaigrissement considérable, teinte subictérique des téguments, troubles digestifs. Foie manifestement hypertrophié, atteignant en bas le voisinage de l'ombilic. Les fortes pressions déterminent profondément de vives douleurs. Nous avons posé le diagnostic du cancer du foie avec envahissement de l'estomac.

La cicatrice ombilicale qui fait un peu saillie sur la peau environnante est rouge, exulcérée, suintante, et son pourtour est entouré d'excroissances rugueuses. La tumeur a les dimensions d'une prune moyenne : son diamètre transversal est un peu plus considérable que le vertical. Sur les côtés, elle adhère aux téguments abdominaux par des végétations, tandis qu'en haut et en bas, elle en est séparée par un sillon assez profond. Autour de l'ombilic, rougeur et infiltration des téguments sans ulcération. On peut isoler cette tumeur des viscères sous-jacents en la soulevant, et s'assurer ainsi qu'elle ne se continue pas dans le ligament supérieur du foie.

L'examen microscopique des raclures provenant de cette masse morbide, montra qu'il s'agissait d'un carcinome.

Mort le 8 mars 1874, à la suite d'hématémèses répétées. La tumeur ombilicale n'avait subi aucun changement.

Autopsie. — Emphysème et œdème pulmonaires.

Dégénérescence graisseuse des reins. Anémie absolue de tous les viscères.

Dégénérescence graisseuse du foie, qui est d'ailleurs sain.

Estomac et intestins remplis de caillots. Dans le voisinage du pylore, cancer médullaire, occupant les parois antérieures et postérieures de l'organe. Adhérences calleuses de l'estomac avec les viscères voisins.

Rien dans le ligament suspenseur.

L'examen de la tumeur ombilicale révéla la présence de cellules géantes, et de la disposition alvéolaire caractéristique. L'ombilic dégénéré représentait un cône à base tournée vers l'extérieur.

Au voisinage de la tumeur, le cancer avait envahi le tissu sous-cutané, respectant la couche de Malpighi et l'épiderme.

OBSERVATION LXXI.

Carcinome de l'ovaire, de l'ombilic et du sternum, par E. Küster.
(Beiträge zur Geburtshülfe und Gynæcologie, t. IV, fascicule I, 1875.)

La malade observée par Küster était âgée de 57 ans ; elle présentait un volumineux ventre, un petit tubercule au niveau de l'ombilic et des excroissances fongueuses aux côtés, dans le voisinage du sternum. On diagnostiqua une tumeur maligne des ovaires, avec dégénérescence secondaire du sternum et de l'ombilic.

L'ovariotomie, réclamée énergiquement par la malade, fut en conséquence repoussée ; on se contenta de pratiquer, à des intervalles plus ou moins éloignés, trois ponctions qui donnèrent issue à 8.000, 11.000 et 2.500 grammes de liquide ayant la couleur du café, renfermant de notables quantités d'albumine et des corpuscules colloïdes.

Après l'issue du liquide abdominal, on put constater nettement la présence d'une tumeur solide très volumineuse. La malade meurt d'épuisement.

A l'autopsie on trouve : une tumeur fortement adhérente au périoste du sternum ; une autre tumeur occupant la partie droite de l'anneau ombilical, siégeant entre le péritoine et la peau ; 4 tumeurs abdominales dont la *première* avait les dimensions d'une tête d'homme et dépendait de l'ovaire gauche, la *deuxième* atteignait le volume du poing, adhérant à la trompe correspondante, la *troisième*, du volume d'une tête d'enfant, présentait un pédicule qui la reliait à l'utérus, et la *quatrième*, de forme elliptique, plongeait dans l'espace de Douglas et remplissait le petit bassin. L'ovaire gauche était transformé en un kystome multiloculaire, dont certaines loges présentaient un contenu liquide et clair, tandis que d'autres étaient remplies de matière colloïde.

L'autre ovaire présentait deux kystes de dimensions inégales. L'examen microscopique révéla une dégénérescence carcinomateuse.

Observation LXXII.

Cancer de l'estomac. — Fistule gastro-abdominale, par M. G. Auger, interne des hôpitaux. (Société anatomique, 1875, p. 708.)

Rosa N..., 49 ans, lingère. Troubles digestifs ; douleurs à l'épigastre. Par la palpation, on sent une tumeur dure, douloureuse, indépendante de la paroi. Quelque temps après, la tumeur envahit la paroi abdominale ; la peau rougit, on trouve de la fluctuation. Ponction au bistouri ; issue d'une certaine quantité de pus. Ulcérations qui gagnent l'ombilic ; bourgeons végétants et fongueux.

Autopsie. — La paroi antérieure de l'estomac adhère à la paroi abdominale. Ouverture de l'estomac : bourrelet dur occupant l'extrémité pylorique. Sous le bord antérieur du lobe latéral droit du foie, on trouve une masse cancéreuse.

Observation LXXIII.

Cancer de l'utérus. — Propagation au péritoine pariétal. — Induration squirrheuse au niveau de l'ombilic ; par le professeur Lorain. (In Catteau, 76.)

Femme atteinte d'un cancer de l'utérus. En même temps, il existait des noyaux indurés dans la paroi abdominale antérieure, et l'ombilic, de la dimension d'une grosse aveline, avait pris une véritable dureté squirrheuse. Il existait des ganglions durs et tuméfiés dans le pli de l'aine, et le professeur Lorrain, mettant en parallèle la tumeur ombilicale et les tumeurs ganglionnaires, comparait l'ombilic à un véritable ganglion lymphatique.

A l'autopsie, utérus très dur, présentant à la coupe du tissu lardacé et sur la paroi abdominale de petites tumeurs arrondies, disséminées le long de cordons durs, dont elles semblaient comme des dilatations. Le péritoine pariétal était atteint par la néoplasie.

Observation LXXIV.

Cancer de l'ombilic et du grand épiploon. (In Catteau, 1876.)

R..., 60 ans, ménagère, entrée le 20 avril 1876, Hôpital Temporaire, service de M. d'Heilly. Troubles digestifs. Tumeur ombilicale. Par la palpation abdominale, on constate des masses dures, surtout au niveau du foie et de l'hypocondre gauche. Petits ganglions dans les aines. Utérus immobile.

Autopsie. — Intestins parsemés de petits noyaux durs, grand épiploon transformé en une masse indurée. Noyaux cancéreux sur presque toute l'étendue du ligament suspenseur. Utérus englobé par les masses morbides. Au niveau de l'ombilic, plaque indurée d'environ 10 centimètres de long sur 5 de large.

Chez cette femme, l'ombilic a été un des premiers organes atteints. Il présentait des altérations très accusées à l'autopsie, et ces altérations étaient limitées au mamelon ombilical. C'est là un fait tellement remarquable, qu'il m'a semblé ne pas devoir être isolé. Nous avons cherché dans les thèses sur la péritonite cancéreuse, nous n'avons rien trouvé de semblable. Il n'est pourtant pas admissible que dans les cas que nous rapportons, il s'agisse d'un fait fortuit. Peut-être l'attention n'était-elle pas appelée sur l'ombilic, et ne l'examinait-on pas assez soigneusement. Dans les observations que nous avons compulsées, on mentionne des plaques indurées autour de l'ombilic, jamais on ne parle de l'ombilic lui-même.

Ici l'attention était forcément attirée sur ce point : l'ulcération frappait tout d'abord, et la malade l'indiquait comme ayant marqué le début de son mal.

OBSERVATION LXXV.

Cancer du péritoine. — Indurations ombilicales. (In thèse Catteau, 1876.)

H... (Louise), 70 ans, couturière, salle Saint-François, hôpital Temporaire, service de M. le D[r] d'Heilly.

Bien portante antérieurement, cette femme a vu son ventre se développer il y a deux ans et atteindre, en peu de temps, les dimensions qu'il présente le jour où nous la voyons.

26 *Mars* 76. — L'ascite n'est pas très considérable. La palpation fait découvrir des masses indurées, volumineuses surtout

dans le côté gauche de la cavité abdominale. On ne perçoit aucune tumeur notable sur la paroi abdominale. Cette paroi est lisse dans toute son étendue, et présente une ulcération ombilicale arrondie de 1 millimètre de diamètre. L'ombilic tout entier est très induré et enflammé.

Les ganglions inguinaux du côté gauche suppurent aussi et ont déterminé un adéno-phlegmon.

Le toucher vaginal et le toucher rectal ne révèlent rien d'anormal. Les vomissements répétés, les tumeurs, l'envahissement ganglionnaire, la cachexie font diagnostiquer un cancer du péritoine.

La malade meurt en avril. L'autopsie n'a pu être faite.

Observation LXXVI.

Un cas de cancer rétro-péritonéal accompagné de cancer de l'ombilic, par Mac-Munn. (In the Dublin Journ. of med. sc., vol. LXII, 1876, p. 1 à 5.)

S. N..., 63 ans, teint jaune, jambes œdématiées, dégage une odeur désagréable. Les ganglions de l'aine gauche ont la dureté de la pierre. A l'ombilic on trouve une tumeur de couleur pourpre, de consistance ferme, du volume d'une pomme, et présentant deux petites ulcérations. Douleurs abdominales.

Autopsie. — La tumeur ombilicale crie sous le scalpel. Petits noyaux sur le péritoine pariétal. Epiploon ratatiné, parsemé de nodules ; le mésentère en contient également. Petits nodules dans la rate. Uretères entourés de ganglions dégénérés. Masse très dure au-devant du corps des vertèbres lombaires. L'aorte et la veine cave sont enfoncées sous cette masse. Le bassin contient un grand nombre de ganglions dégénérés.

Examen microscopique. — Stroma alvéolaire très développé, grand nombre de fibres élastiques ; cellules cancéreuses. Les caractères généraux et microscopiques des tumeurs ombilicale, péritonéale et rétro-péritonéale sont ceux du squirrhe.

Observation LXXVII.

Fistule ombilicale. — Cancer latent de l'estomac, par E. Monod, interne des hôpitaux. (Société anatomique, fév. 1877.)

Antoinette C..., 66 ans, entre le 7 février 77, dans le service de M. Panas, à Lariboisière. Depuis six mois malaises, anorexie, amaigrissement. Pas de vomissements. A son entrée à l'hôpital aspect cachectique prononcé. Tuméfaction qui soulève la cicatrice ombilicale. Pression très douloureuse. Orifice fistuleux.

Autopsic. — La région ombilicale forme une masse compacte reliant ensemble l'estomac, le foie, le côlon transverse et le duodénum. L'ouverture de l'estomac fait reconnaître, au voisinage du pylore, une large surface ulcérée. Du côté de l'ombilic masse indurée compacte.

OBSERVATION LXXVIII (inédite.)

(Recueillie par M. Paul Michaux.)

Cancer du côlon transverse. — Propagation à l'épiploon. — Noyaux cancéreux du péritoine. — Cancer ulcéré de l'ombilic. — Noyaux cancéreux secondaires du foie.

Le 14 mars 1879, la nommée Touzet (Elodie), âgée de 53 ans, ouvrière en porte-monnaies, entre dans le service de M. le Dr Damaschino, salle Saint-Jean, n° 23.

Cette malade, envoyée de l'hôpital Saint-Antoine, se plaint de vives douleurs abdominales ; son facies cachectique, et son teint jaune-paille, font immédiatement porter le diagnostic d'une affection organique de l'abdomen.

D'une bonne santé habituelle, cette femme n'a jamais fait de maladie sérieuse, et l'on ne trouve à mentionner aucun traumatisme, aucune phlegmasie chronique ayant porté principalement sur les viscères abdominaux. Dans les dernières années, notre malade a eu beaucoup de chagrins : ses antécédents héréditaires ne présentent aucune particularité digne d'être notée.

Le début de l'affection qui motive l'entrée à l'hôpital, remonte aujourd'hui à six mois ; cependant, interrogée avec soin, cette femme raconte que depuis une année elle a beaucoup maigri, qu'elle a perdu ses forces, et a ressenti de temps à autre quelques douleurs mal localisées au niveau du ventre.

Il y a environ six mois que ces divers phénomènes se sont graduellement accusés, notamment les douleurs abdominales sont devenues constantes. L'appétit, dans les trois ou quatre derniers mois, a presque totalement disparu ; de temps à autre surviennent sans cause des vomissements alimentaires qui ne se montrent pas à des moments bien fixes ; jamais on n'a remarqué

du sang dans les matières vomies. Ces troubles digestifs ne sont
pas accompagnés de diarrhée ni de constipation opiniâtre ; parfois cependant il y avait de petites débâcles sans que la malade
ait rendu du sang pur ou qu'elle ait eu de mélæna. En même
temps, cette femme s'est aperçue qu'une masse assez dure se développait à la région ombilicale, et même, depuis deux mois,
le creux ombilical a disparu effacé par un bourgeon violacé qui,
d'abord peu volumineux, n'a pas tardé à s'étaler et à atteindre à
peu près les dimensions d'une pièce de 2 francs : cette masse est
actuellement recouverte d'une croûte épaisse. L'application de
quelques cataplasmes ayant fait tomber cette croûte, on a pu
constater que la surface de la néoplasie est bosselée, inégale,
rougeâtre. Le ventre tendu, ballonné est partout sonore à la
percussion, sauf dans la région ombilicale et un peu dans les
flancs : il ne serait pas impossible qu'il y ait une très petite
quantité de liquide ascitique. Par la palpation, on trouve au
niveau de la région ombilicale, dans un cercle d'environ 10 centimètres de diamètre, une masse indurée, un peu mobile sur les
parties profondes, mais paraissant au contraire faire corps avec
l'ombilic. Cette tumeur est légèrement ovalaire, à grand axe
dirigé transversalement. Il est nécessaire d'ajouter que la ten-
sion de l'abdomen rend la palpation assez difficile.

Le toucher vaginal fait constater un col nullipare, situé très
haut, un utérus parfaitement mobile et de volume normal.

Si nous rappelons la perte d'appétit et des forces, l'amaigrissement, la teinte organique, les troubles digestifs, les douleurs
abdominales et la tumeur que la palpation rend très évidente, le
diagnostic de cancer abdominal et ombilical ne peut guère faire
de doutes. Quant au siège de la néoplasie, il n'est guère facile
de le préciser. Aucun signe morbide n'existe au niveau de l'u-
térus et de ses annexes, de même l'absence de vomissements
noirs, les caractères de la douleur qui diffèrent totalement des
douleurs gastriques, la non-dilatation de l'estomac font rejeter
l'idée de cancer stomacal. Le cancer du rectum ne peut pas non
plus s'accorder avec les symptômes mentionnés plus haut, d'autant que le toucher ne permet d'atteindre aucune masse morbide.
En présence des petites débâcles et des troubles digestifs, il nous
semble plus probable qu'il s'agit d'un cancer de l'intestin et de
l'ombilic. La nature épithéliale de la tumeur ombilicale paraît
en effet évidente ; la seule question qui puisse être posée est

celle de savoir l'origine de cet épithélioma : la néoplasie est-elle dermique ou intestinale? D'après l'aspect de la région et les résultats de la palpation, il s'agit bien plutôt d'une néoplasie de l'intestin et peut-être de l'épiploon propagée le long de la veine ombilicale.

Pendant le mois d'avril, la maladie continue à évoluer; la teinte organique et l'affaiblissement font des progrès continuels, les vomissements deviennent de plus en plus fréquents, toujours alimentaires. On ne constate pas dans les vomissements la présence de sang, une ou deux fois seulement on soupçonne un peu de mélæna dans les selles qui sont assez irrégulières.

Dans cet état d'affaiblissement graduel, avec œdème bilatéral cachectique des membres inférieurs sans flegmatia alba dolens, la malade succombe lentement à la cachexie organique, le 13 mai 1879.

A l'autopsie, on trouve dans le *péritoine*, immédiatement au-dessous de l'estomac et au niveau du bord supérieur du côlon transverse, une tumeur allongée transversalement, un peu aplatie d'avant en arrière, qui occupe toute l'épaisseur du grand épiploon, lequel descend beaucoup moins bas qu'à l'ordinaire. La consistance de cette masse morbide est assez ferme, sa coloration extérieure noirâtre. De plus, le péritoine offre une quantité considérable de noyaux très durs, de même apparence que la tumeur sus-mentionnée, et de dimensions très diverses depuis celle d'un pois jusqu'à celle d'une moitié de noix.

Si l'on ouvre le côlon transverse au-dessus de la tumeur épiploïque, on ne découvre aucune perte de substance apparente de la muqueuse intestinale à ce niveau; la seule modification que l'on observe est une plaque noirâtre, non ulcérée, de plusieurs centimètres de long, mais peu large, qui présente un point rouge à son centre. Une coupe perpendiculaire à l'axe du côlon montre de même un épaississement considérable de la paroi inférieure du gros intestin, au niveau de la tumeur à laquelle cette paroi est adhérente. Cette augmentation d'épaisseur qui dépasse un centimètre est due au développement de la néoplasie, dans les tuniques du côlon probablement sous la membrane muqueuse elle-même, peu atteinte par la dégénérescence.

A l'ombilic, le noyau cancéreux, qui avait produit l'ulcération fongueuse observée pendant la vie, ne dépasse pas le volume d'un petit œuf de poule, elle est absolument indépendante et libre de toute adhérence avec la néoplasie abdominale ; on note seulement à la face postérieure des traînées blanches, qui sont peut-être des propagations le long des vaisseaux.

Rien d'anormal à la muqueuse stomacale, sinon deux ou trois ecchymoses dues au ramollissement cadavérique. Concrétions calcaires dans les parois vaginales. Trois petits polypes muqueux obturent les trois orifices de l'utérus où l'on n'observe aucune dégénérescence épithéliale.

On trouve également quelques noyaux cancéreux secondaires dans le foie ; ils présentent d'ailleurs tous les caractères microscopiques habituels dans ce viscère.

Les divers organes du thorax ou de l'abdomen n'offrent aucune lésion appréciable.

L'examen microscopique fait par M. Damaschino a confirmé pleinement les résultats de l'autopsie. Des coupes pratiquées au niveau du côlon démontrent que la néoplasie a débuté par la sous-muqueuse, et qu'il s'agit d'un épithélioma à cellules cylindriques offrant dans un grand nombre de points la dégénérescence muqueuse.

Les tubes caractéristiques se rencontrent dans toute l'épaiseur des tuniques intestinales, et on en trouve quelques-uns, étré développés, au milieu des fibres musculaires. Quant à la muqueuse, elle est peu altérée, sauf au niveau de la plaque noirâtre où elle est le siège d'une perte de substance, masquée par le bourgeonnement de la néoplasie. Sur les bords de cette ulcération, les glandes en tube sont atteintes çà et là de dégénérescence muqueuse, et l'on retrouve dans leur intervalle un amas de cellules embryonnaires.

Les tumeurs de l'épiploon et du péritoine, ainsi que la masse ombilicale ont absolument la même structure que la néoplasie intestinale : il s'agit toujours d'un épithélioma à cellules cylindriques, dont les tubes sont entourés d'un stroma conjonctif, avec cellules embryonnaires et de cellules adipeuses. Il est bon de noter cependant qu'au niveau de l'ombilic, le tissu fibreux est prédominant, ce qui permet de comprendre l'extrême dureté de cette tumeur. Il est nécessaire d'ajouter que, presque partout, la dégénérescence muqueuse des masses morbides était très accusée.

OBSERVATION LXXIX. (Inédite.)

(Recueillie par M. Paul Michaux.)

Tumeur cancéreuse de l'ombilic consécutive à un cancer du cardia et du grand épiploon. — Péritonite cancéreuse. — Mort. — Autopsie.

La nommée P... (Mathilde), domestique, âgée de 50 ans, est entrée le 29 juillet 1879, dans le service de M. Damaschino, salle Saint-Joseph, n° 29. Cette malade offre tous les traits de la cachexie cancéreuse ; cependant on ne trouve dans ses antécédents aucune affection héréditaire de cette nature, elle semble avoir été presque toujours bien portante et rien non plus, parmi les quelques maladies dont elle a été atteinte, ne peut être rapporté aux troubles fonctionnels qu'elle accuse aujourd'hui.

C'est en mars 1879 que, pour la première fois, la malade a été prise de vomissements pendant lesquels elle rendait des matières glaireuses. Ces vomissements, qui survenaient surtout le matin, se sont, depuis lors, reproduits tous les trois ou quatre jours et ont persisté pendant près d'un mois. Depuis un certain temps déjà, cette femme se plaignait de l'estomac ; les douleurs gastriques ont toujours persisté et se sont graduellement accrues sans présenter toutefois cette fixité et cette intensité que l'on rencontre souvent dans les cas de ce genre. Il y a deux mois (mai 1879), immédiatement après avoir vomi ses aliments, la malade a rendu une quantité notable de liquide noir et visqueux. Depuis cette époque, les vomissements alimentaires sont devenus plus fréquents ; ils surviennent immédiatement après l'ingestion d'une petite quantité d'aliments solides ; ces matières ainsi rejetées sont souvent incomplètement digérées. En même temps les douleurs continuaient à s'accroître progressivement ; elles ont toujours eu pour siège principal l'épigastre où elles se sont localisées de plus en plus ; aujourd'hui il existe du retentissement rachidien. Enfin, dès le début, l'appétit s'est complètement perdu et depuis quelques semaines, il existe un dégoût profond pour toute espèce d'alimentation. Les forces ont diminué rapidement et l'émaciation a fait de jour en jour de grands progrès.

Depuis plusieurs semaines est survenu graduellement de l'œdème des jambes et une ascite assez considérable.

Etat actuel. — L'examen de l'abdomen fait constater immédiatement un accroissement de volume produit par un épanchement ascitique ; la palpation et surtout la pression avec la main produisent une augmentation de la douleur qui semble nettement localisée à la région épigastrique. Autant que l'on en peut juger à cause de la gêne résultant du liquide accumulé dans l'abdomen, il ne paraît pas exister de tumeur accessible au palper dans la région de l'estomac; le foie n'est pas plus volumineux qu'à l'état normal, ni la cavité gastrique plus dilatée. Quant à l'état général, il présente tous les caractères de la cachexie : la teinte jaune paille est manifeste, l'affaiblissement considérable ; il existe de l'œdème périmalléolaire qui ne disparaît point pendant la nuit ; quand la malade se lève un peu, les jambes se gonflent également, et à un même degré des deux côtés (œdème cachectique et non par thrombose veineuse).

En présence des signes que nous venons de mentionner, M. Damaschino pense qu'il s'agit d'un cancer du cardia, que l'on ne peut sentir par la palpation, mais que l'émaciation, la cachexie de la malade, la douleur épigastrique, enfin les vomissements sanguins et alimentaires survenant presque aussitôt après l'ingestion des aliments, révèlent d'une façon à peu près certaine (régime lacté, bouillons et potages).

Pendant les deux premières semaines de son séjour à l'hôpital, la malade semble aller un peu mieux, mais bientôt les vomissements noirs reparaissent et en même temps il s'établit une diarrhée opiniâtre. L'ascite augmente très notablement au point de gêner la respiration, et la cachexie s'accuse de plus en plus. La malade ne se nourrit plus guère que de lait et bientôt on est obligé de recourir aux lavements alimentaires (bouillon et vin). Les vomissements et la diarrhée cessent, mais les signes généraux continuent de progresser très rapidement; l'ascite augmente encore. A ce moment l'examen du ventre fait constater un symptôme nouveau: si l'on déprime brusquement la paroi abdominale un peu au-dessus de l'ombilic, on détermine un déplacement rapide de l'épanchement abdominal et l'on sent avec l'extrémité des doigts une tumeur dure occupant la partie inférieure de la région épigastrique ; cette tumeur dont la surface est assez régulière présente tous les caractères qui appartiennent aux néoplasies secondaires du grand épiploon.

Vers le 15 septembre apparait au niveau de la cicatrice ombilicale un petit bourgeon violacé qui, d'abord peu considérable, s'étend et envahit bientôt presque toute l'étendue de la cicatrice;

primitivement arrondi, il s'étale ensuite et se recouvre d'une mince croûte; cette production morbide fait corps avec la paroi abdominale qui n'est point adhérente aux vicères, mais toujours soulevée par l'ascite. Se fondant sur un cas analogue dont nous avions eu la démonstration anatomique quelques mois auparavant, M. Damaschino pense qu'il s'agit également d'un bourgeon épithéliomateux secondaire, et en vertu de la comparaison avec le fait ci-dessus, que ce bourgeon doit être indépendant de la néoplasie épiploïque.

Le 27 septembre on voit tous les phénomènes d'une phlegmatia alba dolens des membres inférieurs se surajouter à l'œdème cachectique et jusqu'alors très limité que présentait déjà la malade.

Le membre gauche est d'abord le siège d'une élévation notable de température, en même temps l'œdème augmente et le membre devient très douloureux. Quelques jours plus tard les mêmes phénomènes s'observent à droite. On constate dans les deux genoux l'existence d'un épanchement articulaire survenu depuis le développement de la phlegmatia. La cachexie augmente, et la malade succombe le 11 octobre 1879.

A l'*autopsie* on trouve la cavité abdominale remplie par un liquide jaune rougeâtre presque transparent dont la quantité ne peut pas être évaluée à moins de cinq litres. On note également dans cette cavité toutes les lésions de la péritonite cancéreuse. La surface du péritoine, pigmentée de noir, est parsemée de petites élevures, variant de la dimension d'un grain de chènevis au volume d'une noisette, dont un certain nombre sont cratériformes; le centre et la périphérie se dessinent en noir par le dépôt d'un abondant pigment hématique. Tout l'intestin est réduit à un calibre très peu considérable et présente à sa surface séreuse les lésions que l'on observe sur le reste de la séreuse péritonéale. Les ganglions lymphatiques du mésentère sont augmentés de volume et participent à la néoplasie.

Le bourgeon ombilical représente une petite tumeur légèrement bosselée qui semble en communication le long de la veine ombilicale avec la masse qui occupe l'estomac et l'épiploon. Le grand épiploon est, en effet, le siège d'une volumineuse tumeur, de coloration blanchâtre, et offrant tous les caractères du cancer: cette tumeur, large de deux ou trois travers de doigt, recouvre le côlon transverse et constitue une sorte de croissant festonné presque aussi épais que large et qui borde la grande courbure de l'estomac.

Si l'on cherche à introduire le doigt dans la cavité gastrique par la partie inférieure de l'œsophage, on se sent complètement arrêté au niveau du cardia, sans que cependant le conduit œsophagien soit notablement dilaté au-dessus (dilatation qu'aucun signe n'avait d'ailleurs indiquée pendant la vie).

En effet une production morbide considérable occupe le cardia et la partie postérieure de la paroi stomacale d'où elle semble s'être propagée en tous sens : les bords en sont irréguliers, comme festonnés, relevés en dehors ; son épaisseur est considérable ; à la coupe, on découvre un tissu blanchâtre, mollasse, d'apparence encéphaloïde, englobant toutes les tuniques de l'estomac, sauf la couche musculeuse qui est encore reconnaissable, mais qui semble épaissie. La face inférieure du diaphragme est complètement tapissée par une mince plaque de même nature que les productions précédentes.

Il n'existe pas de noyaux secondaires dans le foie dont le tissu est seulement très congestionné ; on trouve seulement quelques traces de périhépatite et un petit calcul biliaire dans la vésicule. Les reins très congestionnés, ne présentent pas d'autres lésions à la coupe.

Dans les veines fémorale et iliaque droite, on ne constate pas de caillot décoloré, mais seulement une coagulation noire, considérable, qui remplit toute l'étendue du système veineux de ce côté. La veine fémorale gauche, au contraire, moins distendue, renferme un caillot fibrineux du volume du petit doigt ; ce coagulum se prolonge dans la saphène externe et se termine à son extrémité supérieure en tête de serpent : à ce niveau il n'adhère pas aux parois veineuses.

Un épanchement séreux considérable occupe le *genou droit*; le liquide synovial est limpide et transparent ; il y a de l'œdème du tissu cellulaire périarticulaire. Les franges synoviales sont rouges, injectées surtout au niveau de l'insertion des ligaments croisés du genou. On note également des plaques d'altération sénile, d'apparence velvétique sur la face postérieure de la rotule.

Le *genou gauche* renferme aussi une quantité notable d'épanchement. L'altération velvétique du cartilage est très marquée sur l'espace intercondylien fémoral et sur les plateaux du tibia.

Le liquide synovial laisse à peine voir au miscroscope quelques globules sanguins et quelques leucocytes.

Les sommets des deux poumons présentent des altérations bien probablement tuberculeuses : au sommet gauche ce sont de petites cavernes ; au sommet droit, une sclérose considérable avec de petites ampoules peut-être dues à des dilatations bronchiques. Dans les deux poumons on trouve çà et là quelques tubercules crétacés. Enfin, la partie postéro-inférieure du poumon qui est le siège d'un œdème avec congestion hypostatique offre des noyaux lobulaires d'un gris blanchâtre, de 6 à 8^{mm} de diamètre ayant l'apparence des lobules dans la forme mamelonnée de la bronchio-pneumonie lobulaire et sur la nature desquels on ne peut être fixé par l'examen à l'œil nu, bien que l'idée du cancer se présente plutôt à l'esprit que celle de la tuberculose. Autour de ces lobules on trouve des vaisseaux blanchâtres, peut-être même des lymphatiques. La plèvre, à ce niveau, se laisse très facilement décoller. Les ganglions bronchiques sont volumineux et noirs.

Examen microscopique pratiqué par M. le professeur Damaschino. — L'examen microscopique fait voir qu'il s'agit de tumeurs de même nature occupant l'estomac, le grand épiploon, les ganglions abdominaux et la cicatrice ombilicale. Partout on trouve des tubes tapissés par un épithélium à cellules cylindriques ; quelques-uns de ces tubes sont remplis de cellules en voie de prolifération dont la forme se modifie et qui deviennent multinucléées. En outre on rencontre des amas de cellules épithéliales situées autour des tubes glandulaires.

OBSERVATION LXXX.

Péritonite cancéreuse. — Cancer du pylore. — Noyau cancéreux
à l'ombilic, par A. Chuquet. (In thèse Paris 1879.)

L..., 73 ans, maçon. Constipation datant de trois semaines, malade depuis un an. Jamais de vomissements. Ventre volumineux. Foie hypertrophié. Douleurs abdominales intenses.

Autopsie. Sur le grand épiploon existe une plaque chondroïde. Granulations sur le mésentère et le mésocôlon ainsi que sur la partie convexe de l'intestin; on en trouve aussi sur toute la paroi abdominale et surtout sur le trajet de l'ouraque et des artères ombilicales jusqu'à l'ombilic où existe un noyau considérable.

Granulations sur la face convexe du foie ; estomac contenu dans un véritable sac de tissu cancéreux.

OBSERVATION LXXXI.

Carcinome kystique développé dans les ligaments larges. — Péritonite cancéreuse consécutive. — Noyau cancéreux à l'ombilic, par A. Chuquet. (In thèse Paris 1879.)

J. X..., 59 ans, journalière. Depuis un an se plaint de pesanteur dans le bas-ventre. Etat actuel : œdème des jambes ; ascite considérable ; ombilic fortement dévié à gauche ; amaigrissement notable ; toucher vaginal : utérus immobile ; sensation de résistance sur les côtés de l'utérus.

Autopsie. — Grand épiploon parsemé de granulations, ganglions lombaires dégénérés. La paroi abdominale est couverte de granulations cancéreuses qui montent vers l'ombilic le long de l'ouraque et des artères ombilicales. Au niveau de l'ombilic, champignon cancéreux de la dimension d'une moitié d'amande. Trompes ulcérées, masses indurées occupant les trompes et les ligaments larges.

Examen histologique. — Carcinome encéphaloïde.

OBSERVATION LXXXII.

(De Gennes. Communication verbale.)

Femme de 55 ans, entrée à la Maison de santé en 1882 dans le service de M. Lecorché. Cette femme était entrée à l'hôpital pour des troubles digestifs et pour une tumeur qu'elle portait à l'ombilic. Au bout de quelques jours, elle passe en chirurgie dans le service de M. Marc Sée.

Opération. — Mort.

Autopsie. — Cancer intestinal, cancer de l'épiploon, masse cancéreuse au niveau de l'ombilic.

OBSERVATION LXXXIII.

Cancer primitif de la peau de l'abdomen. — Propagation vers la cavité. (Bergeat. Thèse de Munich 1883.)

Femme de 61 ans. Bonne santé antérieure. Pas d'antécédents héréditaires (du moins au dire de la malade). Début de la maladie il y a trois ans. Tumeur siégeant à droite et au-dessous de l'ombilic (flanc droit), aplatie ; assez régulièrement arrondie. Peau d'un rouge foncé, tendue, œdémateuse en quelques endroits. Immédiatement au-dessus de l'ombilic, autre tumeur de la grosseur d'une pièce de cinq francs ; ulcérée. Douleurs lancinantes. Ganglions inguinaux « un peu gros ». L'examen histologique d'un débris permet de reconnaître la nature de la tumeur (épithélioma). On fait cependant l'incision de la partie fluctuante qui donne 100 centimètres cubes à peu près d'un liquide séreux. La tumeur s'accroît de plus en plus, elle englobe l'ombilic ; bourgeonnement exubérant et fongueux ; sécrétion ichoreuse ; hémorrhagies ; mort.

Autopsie. — En dehors de certains détails peu importants (thrombose des veines crurales, etc.), on découvre une.tumeur du volume d'une tête d'enfant, fortement proéminente du côté de la cavité abdominale, s'étant propagée et ouverte dans le péritoine ; péritonite à laquelle on doit rattacher la mort de la malade. La vésicule biliaire présente des adhérences, et est ouverte au niveau de la production maligne (kyste). Rien du côté du foie ni de l'estomac. Y aurait-il eu là ouverture spontanée d'une vésicule remplie de calculs.

Observation LXXXIV.

Cancer de l'ombilic, consécutif à un cancer du pylore, par J. Brossard.
(In thèse Codet, 1883.)

Couturier, 63 ans, tailleur. Troubles digestifs datant de deux ans. Le 14 juillet 1882, il se forme une tuméfaction au-dessus de l'ombilic, cette tuméfaction est prise pour un abcès et on fait une incision ; pas de pus. Au mois d'octobre, tumeur faisant saillie au niveau de l'ombilic ; mauvais état général, affaiblissement. Le malade meurt le 14 novembre.

Autopsie. — La tumeur ombilicale est adhérente au pylore et au grand épiploon ; on trouve en incisant l'estomac des végétations au niveau du pylore. Pas d'examen microscopique.

Observation LXXXV.

Cancer de l'ombilic. — Cancer latent de l'estomac. (E. Broussolle.
Communication orale.)

X..., entré dans le service du professeur Le Fort, 1885. Pas de troubles digestifs antérieurs. N'a jamais eu de vomissements.

Ce malade a fait à pied le voyage de Quimper à Paris pour consulter un chirurgien au sujet d'une tumeur végétante et ulcéreuse qu'il porte dans la région ombilicale. Lors de son entrée, le malade est très affaibli ; cet affaiblissement est attribué à la fatigue du voyage. On constate, dans la région épigastrique, et empiétant sur l'ombilic, une tumeur végétante, ulcéreuse et sanieuse. A première vue, on aurait pu la prendre pour un phlegmon de la paroi, mais un examen attentif montre que cette tumeur présente des caractères spéciaux. Au bout de quelques temps, apparition de masses cancéreuses dans le foie ; l'état général s'aggrave, le malade meurt.

Autopsie. — On constate un cancer du pylore, des masses cancéreuses dans le foie, enfin une plaque qui occupe l'ombilic et une certaine étendue de la paroi abdominale antérieure.

Observation LXXXVI. (Inédite.)

(Communiquée par M. Delens.)

Cancer de l'ombilic consécutif à un cancer viscéral.

Boudinier (Jeanneton), 68 ans, entrée le 8 octobre 1885, à l'hôpital Saint-Antoine, salle Lisfranc, service de M. Delens.

Petite tumeur de la cicatrice ombilicale, du volume d'une cerise, ulcérée, douloureuse.

Ganglions inguinaux engorgés. Masse abdominale indurée, développée aux dépens de l'épiploon.

Il y a eu une ou deux fois du sang dans les selles. Un peu de liquide ascitique. Etat général bon.

Le 9 octobre. Ablation de la cicatrice ombilicale avec le bistouri ; un peu d'écoulement de liquide ascitique. Réunion des bords de la plaie avec des fils d'argent. Pansement de Lister. Iodoforme.

Pas de réaction notable. La réunion primitive est obtenue.

La malade quitte l'hôpital le 24 octobre, se trouvant bien.

Au mois de décembre, l'ascite et la tumeur abdominale ont pris des proportions inquiétantes ; la cicatrice de la région ombilicale se maintient, mais au voisinage quelques petites nodosités indiquent un commencement de récidive.

La malade a succombé chez elle, au commencement du printemps, aux suites de son cancer viscéral.

a) Observation LXXXVII.

Cancer secondaire développé au niveau d'une hernie ombilicale.
(Soc. Anat., 1852, juillet, page 274 des Bulletins.)

M. Cannuet présente une exomphale accidentelle qui est remarquable, surtout sous ce rapport que le malade était atteint d'un cancer du foie, et que, dans la portion d'épiploon herniée, se trouve un ganglion cancéreux lui-même.

Par son développement ultérieur, ce ganglion pouvait devenir un élément de diagnostic très embarrassant.

b) Observation LXXXVIII.

Cancer de l'utérus. — Epiplocèle ombilicale cancéreuse.
(Observation recueillie par M. Queyrat, interne des hôpitaux, et communiquée par M. Nicaise. In thèse Codet, 1883.)

P... (Aimée), 36 ans, employée de commerce. Entrée le 26 février 1882, salle Chassaignac, lit n° 20.

Antécédents héréditaires. Père mort d'une maladie du foie à 53 ans. Mère morte à 22 ans, suites de couches ; un frère bien portant.

Antécédents personnels. Quelques accidents strumeux de l'enfance (gommes, glandes au cou, n'ayant d'ailleurs pas suppuré). Aucune fièvre éruptive. Bonne santé habituelle.

Réglée à 14 ans ; règles très régulières jusqu'il y a quatre ans. Deux enfants, l'un, mort à 9 mois, l'autre, âgé de 28 ans et interné depuis huit ans dans un asile d'aliénés (pour attaques d'épilepsie, dit la malade).

Il y a quatre ans, en mars 1879, la malade fut prise, sans cause appréciable, au moment d'une période cataméniale, d'une métrorrhagie des plus abondantes avec prostration considérable des forces; lipothymies, vertiges, etc. L'hémorrhagic persista un mois durant d'une façon continue, puis reparut cinq ou six fois, à intervalles variables, dans les quatre mois qui suivirent, c'est-à-dire jusqu'en septembre 1878.

A dater de ce moment, la malade reste deux ans sans avoir aucun flux utérin, soit normal, soit pathologique. En septembre 1880, réapparition des règles qui persistèrent très régulières, comme succession, comme abondance et comme durée; jusqu'à il y a cinq ans, mois d'octobre 1881. A ce moment, la malade fut prise de nouveau d'une métrorrhagie continue, peu abondante, souvent mélangée de flux leucorrhéique, et cet écoulement persiste encore aujourd'hui.

D'autre part, elle nous raconte qu'elle a éprouvé, de 1870 à 1873, à intervalles réguliers et sans cause déterminée, des crises douloureuses intenses à la faire rouler à terre ; les douleurs étaient surtout accusées au niveau de la région ombilicale. En 1873, elle s'aperçut qu'elle avait une hernie ombilicale, hernie d'abord très petite, puis augmentant graduellement jusqu'à atteindre le volume du poing. Cette hernie était parfaitement souple, parfaitement réductible, et la malade la maintenait tant bien que mal, à l'aide d'une ceinture et d'une pelote ombilicale. Un soir, il y a un mois, la malade constata qu'à la place de sa hernie existait une tumeur de même volume, mais extrêmement dure et non réductible. Peu après survinrent des nausées, des vomissements muqueux, alimentaires ou bilieux, qui se sont répétés à divers intervalles depuis ; notons que jamais ils ne sont devenus fécaloïdes. D'autre part, les selles étaient régulières et normales, bien qu'il existât, et cela depuis longtemps, un peu de constipation.

Quelques douleurs abdominales peu intenses, d'ailleurs.

Ce sont ces antécédents qui décident la malade à entrer à l'hôpital.

État actuel. Malade fortement constituée, mais très amaigrie, assez névropathique (migraines, émotivité, etc.). Teinte subictérique de la face et des conjonctives. La région ombilicale est occupée par une tumeur ovoïde, à grand diamètre transversal, ayant à peu près le volume d'un œuf d'oie. La cicatrice ombilicale déplissée semble coiffer la partie culminante de la tumeur.

Cette grosseur présente en son sommet, sur l'étendue environ d'une pièce de cinq francs en argent, une coloration rouge vineux, sans qu'il existe de phénomènes inflammatoires.

La masse saillante est parfaitement isolable, ne fait pas corps avec la paroi abdominale, mais adhère à la peau de l'ombilic ; elle se déplace très facilement sur les parties profondes, n'est pas réductible et les tentatives de réduction font souffrir la malade. La pression modérée n'y provoque pas, ou que très peu, de douleur, et donne la sensation d'un corps fibreux.

A la percussion, matité absolue ; l'auscultation combinée avec la pression de la tumeur ne permet pas de constater le déplacement liquido-gazeux.

Quant à ses dimensions exactes, la tumeur mesure 15 centimètres dans le sens transversal, et 9 centimètres 1/2 dans le sens vertical.

D'autre part, le toucher vaginal fait constater la disparition complète du col et, à sa place, on trouve une ulcération infundibuliforme à parois déchiquetées, qui permettait de pénétrer largement dans la cavité utérine. En combinant le palper hypogastrique avec le toucher, on trouve, au-dessus du pubis, une masse arrondie, assez dure, et par l'espèce de ballottement que l'on établit entre la main appliquée sur l'abdomen et le doigt introduit dans le vagin, on reconnaît que cette masse fait corps avec l'utérus. Le toucher n'est pas douloureux, mais provoque une abondante métrorrhagie.

L'exploration du rectum ne fournit que des signes négatifs.

Rien au cœur; rien aux poumons.

L'appétit est assez bon, la langue légèrement saburrale; les selles régulières, pas de vomissements depuis quatre ou cinq jours.

Les urines, examinées à plusieurs reprises, ne contiennent ni sucre, ni albumine.

Diagnostic. — Epithélioma du col avec propagation aux annexes de l'utérus. Tumeur cancéreuse de l'ombilic, probablement développée aux dépens d'une épiplocèle.

Traitement. Repos, toniques, cataplasmes laudanisés sur l'abdomen.

Le 2 mars, la malade est prise, sans cause appréciable, à la visite du matin, d'un frisson violent, prolongé, avec claquement de dents, horripilation, et vomissements porracés. L'abdomen, légèrement tuméfié, est excessivement douloureux, surtout au niveau de l'hypogastre.

Le pouls, petit, bat 130 pulsations à la minute. Température 41°,2.

En présence de ces symptômes, M. Nicaise diagnostique une péritonite aiguë intercurrente, et prescrit de la limonade glacée, du lait glacé, du sirop d'éther, et l'application de cataplasmes fortement laudanisés sur l'abdomen.

L'état de la malade va s'aggravant les jours qui suivent; la péritonite se généralise en semblant suivre une marche ascendante ; le ballonnement du ventre est énorme, le facies est grippé, les narines sont pulvérulentes. Quant à la tumeur ombilicale, elle n'a subi aucune modification ; la malade rend par l'anus des matières et des gaz. Pas de vomissements fécaloïdes.

Collapsus et mort le 7 mars.

Autopsie. Faite le 9 mars, 36 heures après la mort. Rien du côté des organes thoraciques.

A l'ouverture de l'abdomen, on constate la présence de néomembranes ténues, fibrineuses, cédant facilement à la traction et qui agglutinent entre elles les anses intestinales. Ces fausses membranes deviennent de plus en plus épaisses à mesure qu'on se rapproche du petit bassin, dans lequel on trouve un verre environ de liquide purulent.

Rien du côté du rectum ni de la vessie.

L'utérus a complètement disparu, et l'on ne trouve à sa place qu'une longue ulcération à parois putrilagineuses, qui s'ouvre en haut et à droite dans la cavité péritonéale, et c'est cette perforation qui a été manifestement le point de départ de la péritonite suraiguë qui a terminé la scène.

L'ovaire, les trompes, ne constituent plus qu'une seule et même masse dure et bosselée. Il est possible, toutefois, de reconnaître l'ovaire droit, qui, à la coupe, a nettement l'aspect d'un tissu lardacé et dont le raclage fournit une assez grande quantité de suc.

L'uretère droit, compris au niveau du col utérin dans la gangue cancéreuse, est presque complètement obstrué. Aussi le trouvons-nous, en amont, considérablement dilaté, aupoint d'atteindre le volume du petit doigt. Dilatation énorme du bassinet. Le rein correspondant, réduit à l'état de simple coque, est distendu par l'urine. Le rein du côté gauche est normal et ne présente qu'une légère hypertrophie.

La tumeur ombilicale est disséquée avec grand soin. La décortication se fait assez facilement, si ce n'est au niveau de la partie culminante de la tumeur, laquelle adhère intimement à la peau de l'ombilic.

Sur le pourtour de la tumeur, il existe une vascularisation des plus marquées. Considéré par sa face péritonéale, l'ombilic présente au niveau de l'anneau une dépression infundibuliforme dans laquelle s'engage le grand épiploon, se continuant avec la tumeur.

A l'endroit de l'infundibulum se voient quelques tractus fibrineux, résultat de l'inflammation péritonéale.

Au-dessous de la partie épiploïque herniée se trouve le côlon transverse.

Une coupe antéro-postérieure de la tumeur permet de constater que toute la partie herniée de l'épiploon a subi la transformation cancéreuse. Elle se présente sous l'aspect d'une masse lardacée, parsemée de points jaunâtres, laissant s'écouler par le raclage une grande quantité de suc opalescent. Particularité intéressante : toute la partie de l'épiploon qui est au delà de l'anneau ombilical ou, autrement dit, de l'orifice herniaire, est absolument saine ; seule, la partie herniée s'est transformée en une masse cancéreuse.

L'examen microscopique démontre qu'il s'agissait là d'un cancer encéphaloïde.

Cette observation est intéressante au point de vue de l'étiologie du cancer ; l'influence du traumatisme est très nette. Nous assistons à l'éclosion d'un cancer de l'utérus chez une femme atteinte d'une vieille épiplocèle ombilicale. Bientôt cette épiplocèle, comprimée par un bandage insuffisant et exposée à des froissements continuels, devient cancéreuse. En outre, le cancer se localise exclusivement dans la partie de l'épiploon qui était herniée, c'est-à-dire comprimée et froissée à chaque instant.

Citons, en terminant, les réflexions et les conclusions du mémoire du professeur Damaschino ;

« Quoi qu'il en soit, les deux observations qui me sont personnelles et les faits que j'ai pu rassembler dans les divers travaux que j'ai consultés me semblent démontrer que, dans un certain nombre de cas, il peut se développer des tumeurs cancéreuses secondaires de l'ombilic. Bien qu'il soit impossible d'apprécier, quant à présent, la fréquence relative de ces faits, ils me semblent comporter un enseignement clinique d'une réelle valeur. Le développement d'une tumeur semblable survenant chez un malade atteint d'une affection abdominale à caractères mal dessinés devra être pris en sérieuse considération, ou s'il ne sera pas possible d'en tirer une conséquence au point de vue du siège primitif de l'affection (on se rappelle que dans un des cas que j'ai rapportés il s'agissait d'un cancer stomacal et dans l'autre d'un épithélioma du côlon transverse), du moins l'existence même d'un cancer viscéral sera rendue très probable ; et comme dans tous les faits connus jusqu'à ce jour et dont l'observation a été complète, le péritoine et divers organes présentaient des lésions multiples, on pourra considérer comme une éventualité presque assurée la généralisation du cancer. On le voit donc, la manifestation que je viens de décrire a une grande importance, non pas seulement pour la précision du diagnostic, mais encore au point de vue de la prognose elle-même, puisqu'une terminaison fatale et en général prochaine est la conséquence de la généralisation des lésions cancéreuses.

Il me paraît donc légitime de tirer des faits que je viens d'exposer les conclusions suivantes :

1° Le cancer secondaire de l'ombilic peut être la conséquence d'une tumeur cancéreuse de l'abdomen ; son degré de fréquence n'est pas encore bien établi.

2° Ce cancer secondaire débute toujours par la face péritonéale de l'ombilic : il semble lié à la présence d'une péritonite cancéreuse et se développe peut-être le long des vaisseaux du ligament suspenseur du foie.

3° Cette manifestation a une grande importance au point de vue du diagnostic : elle permet de préjuger une mort prochaine.

4⁰ Le chirurgien devra être très réservé dans le traitement local des tumeurs carcinomateuses de l'ombilic, et devra se souvenir qu'elles peuvent être consécutives à une affection cancéreuse d'un des viscères abdominaux et dans cette éventualité toute ablation est absolument contre-indiquée.

PRONOSTIC

Il serait superflu de dire que le pronostic des tumeurs
de l'ombilic est variable.

Les kystes, les tumeurs vasculaires, les fibro-papillomes, les granulomes, les adénomes étant des tumeurs
bénignes, constituent une simple lésion locale dont les
inconvénients sont minimes. Néanmoins, ainsi que nous
le dirons à propos du traitement, une certaine réserve
doit être gardée à propos des adénomes, vu leur origine
diverticulaire.

Quant aux tumeurs malignes, le pronostic n'est pas
le même pour les différentes variétés. Le cancer, on le
comprend, comporte un pronostic plus grave : nous
connaissons déjà sa tendance à gagner les parties profondes.

Mais de toutes les tumeurs ombilicales, la plus redou-
table est le cancer secondaire, puisqu'il est l'indice d'altérations péritonéales et viscérales avancées. Le cancer
secondaire de l'ombilic a une grande importance au
point de vue du pronostic ; il permet de présager une
mort prochaine.

Ne pourrait-on pas rapprocher ce fait de la phlegmatia
alba dolens à laquelle Trousseau accordait une si grande
importance ?

DIAGNOSTIC

Nous avons eu soin, au début de notre travail, de bien délimiter notre sujet et nous nous sommes suffisamment expliqué sur le sens du mot tumeur. Nous faisions pressentir déjà que, au chapitre du diagnostic, ce mot devait être pris dans une plus large acception, pour nous conformer aux exigences de la clinique. Et en effet, en présence d'un individu atteint d'une tumeur de l'ombilic « et le mot tumeur est pris ici dans un sens clinique », c'est-à-dire d'un individu chez lequel on constate une saillie ombilicale, on peut et on doit se demander si l'on a réellement affaire à un néoplasme.

Ce chapitre comprendra donc deux parties : dans la première nous éliminerons toutes les saillies et tuméfactions qui peuvent simuler une tumeur ombilicale ; la deuxième comprendra le diagnostic des différentes variétés de tumeur. Nous écartant un peu de notre plan, nous étudierons le diagnostic chez l'enfant et chez l'adulte.

I

Y a-t-il tumeur ?

I. *Enfants.* — Chez les enfants, l'ombilic est souvent le siège de tumeurs spéciales qu'il faut savoir différencier des véritables tumeurs. En première ligne, nous placerons l'omphalocèle urinaire et les petites tumeurs bourgeonnantes qui accompagnent les fistules urinaires consécutives à la perméabilité de l'ouraque.

L'omphalocèle urinaire, résultat de la perméabilité de l'ouraque et de la persistance d'une partie du canal allantoïdien dans le cordon ombilical, est une affection rare. Elle se reconnaîtra à la présence dans la base du cordon d'une tumeur fluctuante et transparente; de plus, on constatera ordinairement une rétention d'urine complète ou incomplète, et l'ouverture de la poche indiquant la nature du contenu établira en même temps la nature de la tumeur.

Quant aux végétations qui, presque toujours, limitent au dehors les fistules urinaires ombilicales, elles pourraient être confondues à première vue avec les granulomes et les adénomes, car elles constituent une tumeur d'un rouge foncé, de consistance fongueuse, semblable à une cerise. Dans une observation du Dr Alric (1), la tumeur mollasse et fongueuse, d'un rouge sombre, formait un relief arrondi, du volume d'une noix et tenait à l'ombilic par un pédicule très court. Malgré cette ressemblance, le diagnostic est toujours facile; la présence, au centre de la tumeur, d'un pertuis qui laisse couler de l'urine, l'odeur caractéristique des linges qui recouvrent la tumeur ne laissent plus de place au doute.

Des végétations se rencontrent également à l'orifice des fistules stercorales; la présence d'un pertuis, la nature des matières qui s'en écoulent confirment le diagnostic.

La hernie ombilicale congénitale ou du nouveau-né ne pourrait pas être confondue avec une tumeur; la réductibilité est un signe pathognomonique.

(1) Bulletin de thérapeutique, 1879.

Nous ne faisons que signaler la hernie diverticulaire dont on devrait constater la présence dans le cordon au moment de la naissance, puisque l'origine des tumeurs adénoïdes n'est autre qu'une hernie congénitale d'un diverticule intestinal. Mais, comme le fait remarquer M. le professeur Duplay (1), les exemples de hernies ombilicales diverticulaires sont trop peu nombreux pour qu'on puisse en tracer exactement la symptomatologie et le diagnostic. « Si le diverticule est mince et étroit, il passera inaperçu ; dans le cas contraire où il existerait un canal dilaté, renfermant dans son intérieur des matières muqueuses ou autres, on pourrait reconnaître la présence de celui-ci à une épaisseur plus considérable du cordon, et mieux, à l'existence d'un gargouillement produit par la pression du cordon à sa base. » (Duplay, loc. cit., p. 24). En un mot, ce sont les signes de la hernie ombilicale ordinaire.

Rappelons simplement la dilatation de l'ombilic par une collection purulente consécutive à la péritonite idiopathique aiguë des enfants, sujet fort bien étudié par E. Gauderon (2) dans sa thèse inaugurale.

II. *Adulte.* — Comme chez l'enfant, nous éliminons les tumeurs herniaires, viscérales, épiploïques et graisseuses. Ajoutons cependant que, dans quelques cas, une tumeur ombilicale a été prise pour une simple hernie. Témoin la malade de P. H. Bérard amenée à l'hôpital Saint-Antoine avec le diagnostic « hernie ombilicale ». Il s'agissait d'une tumeur cancéreuse. Ces cas sont rares, et il est inutile d'insister sur les signes qui caractérisent les hernies ombilicales.

(1) Thèse d'agrégation, 1866.

(2) E. Gauderon. De la péritonite idiopathique aiguë des enfants. Evacuation du pus à travers l'ombilic. Paris, 1876.

L'ombilic peut être encore le siège d'une variété de tumeur tout à fait spéciale à cette région, qui paraît assez rare, mais dont le chirurgien doit connaître la possibilité, afin d'éviter des méprises, s'il était amené à pratiquer l'opération pour une tumeur de cette espèce. (Duplay). Il s'agit d'une hernie du cordon fibreux représentant la veine ombilicale, hernie qui se rapproche par son mode de production des hernies graisseuses.

La hernie séreuse ou hydrocèle temporaire, due à la dilatation de l'ombilic par le liquide ascitique, est facile à reconnaître.

Il en est de même des collections purulentes qui soulèvent la dépression ombilicale, lieu d'élection où viennent s'ouvrir les collections dues à une péritonite aiguë ou plutôt tuberculeuse. Quelquefois le pus vient de plus loin, du foie, par le ligament suspenseur (Lignerolles) (1); ou bien du poumon. Le Dr Curran Warring (2) rapporte un cas d'abcès du poumon droit s'étant fait jour par le diaphragme et l'ombilic.

D'autres tumeurs liquides peuvent se montrer à l'ombilic : Roux (3) fut appelé auprès d'une dame qui portait à l'ombilic une tumeur qu'on avait prise pour une hernie. La peau qui recouvrait la tumeur s'ouvrit spontanément et, après quelques débridements, Roux se trouva en présence d'une surface blanche, convexe, proéminant à travers l'ouverture cutanée. On la prit pour un sac herniaire ; c'était un kyste acéphalocyste.

Dupuytren (4), dans ses leçons de clinique chirurgicale rapporte un cas de tumeur inflammatoire ombi-

<hr>

(1) Lignerolles. Thèse Paris, 1869.
(2) Curran Warring. Lancet, 1872, t. II, p. 669.
(3) Roux. In Blum, 1876.
(4) Dupuytren. Leçons orales de clinique chirurgicale faites à l'Hôtel-Dieu, 1839, t. II, p. 393.

licale ; ouverture spontanée : Mort. Autopsie : Kyste hydatique du poumon ouvert à l'ombilic. Quincke (loc. cit.) cite le fait d'un kyste de la rate ouvert dans cette région.

En résumé, n'oublions pas que la cicatrice ombilicale peut être dilatée en forme de tumeur par des collections intra-abdominales, mais sachons qu'il ne s'agit pas dans ces cas de véritables tumeurs ombilicales.

A côté des collections intra-abdominales, se placent tout naturellement les suppurations de la paroi. Les abcès consécutifs à la présence de corps étrangers, l'inflammation péri-ombilicale qu'on observe quelquefois dans la péritonite tuberculeuse et sur laquelle a beaucoup insisté le professeur Vallin, le phlegmon sous-ombilical d'Heurtaux, se différencient nettement des tumeurs. Il est cependant une variété de tumeurs malignes qui peut induire en erreur. Dans quelques cas en effet, le sarcome et le cancer présentent une marche aiguë (1) qui les rapproche du phlegmon. Dans l'observation de Hue et Jacquin, dans un des cas de Demarquay, on crut d'abord avoir affaire à une collection purulente et l'on incisa.

Nous pourrions citer encore d'autres exemples.

Cette confusion s'observe d'ailleurs dans d'autres régions. Nous avons observé, l'année dernière, dans le service du professeur Richet, une malade chez laquelle on avait porté le diagnostic d'adéno-phlegmon sous-maxillaire. L'incision ne donna rien ; l'examen histologique d'une parcelle de la tumeur fit reconnaître qu'il s'agissait d'un sarcome de la parotide. La malade succomba peu de temps après.

(1) Marche aiguë du cancer par le prof. Kocher, de Berne. (Société médico-pharmaceutique bernoise, séance du 25 février 1873.)

On comprend combien, dans ces cas, le diagnostic est difficile, nous dirions même impossible. Il faut donc être prévenu pour savoir faire des réserves, le cas échéant.

Dans aucun cas on ne pourra songer à la péritonite tuberculeuse. Mais il faut se rappeler qu'en présence d'une péritonite chronique, l'apparition d'une masse indurée, à l'ombilic, plaide en faveur de la péritonite cancéreuse.

Lorsque nous aurons éliminé l'hydropisie enkystée des parois abdominales, les tumeurs de la cavité abdominale faisant saillie derrière l'ombilic, les tumeurs syphilitiques, nous n'aurons plus qu'à dire quelques mots sur les concrétions de l'ombilic.

L'affection dite hydropisie enkystée des parois abdominales n'est pas admise par tout le monde. Ceux qui l'admettent rangent dans cette catégorie le cas de Boyer. Cet auteur cite le cas d'un jeune homme de 17 ans, portant à l'ombilic une tumeur transparente, de la grosseur du poing, qui s'ouvrit spontanément et donna issue à une grande quantité de sérosité. L'autopsie permit de constater que la collection séreuse siégeait entre le péritoine et les muscles abdominaux. Cette affection ne peut nullement être confondue avec une tumeur.

On observe quelquefois des tumeurs intra-abdominales qui viennent faire saillie au niveau de l'ombilic : il ne faut pas les confondre avec les véritables tumeurs ombilicales. Augagneur (1), dans sa thèse d'agrégation, insiste sur l'apparition au niveau de l'ombilic de certaines tumeurs du mésentère : « Le lieu d'apparition le plus souvent noté est du côté droit, au niveau de l'om-

____

(1) Augagneur. Tumeurs du mésentère. (Thèse d'agrégation, 1886).

bilic. J'insiste sur cette notion qui peut prendre une certaine importance au point de vue du diagnostic, d'autant plus que, au moment où le chirurgien voit le patient, le néoplasme a le plus souvent pris une telle étendue, qu'il n'est pas possible de décider quelle a été sa situation au début. C'est dans la région ombilicale que Küster et Millard ont constaté l'apparition de la lésion kystique qu'ils ont observée ; c'est à l'ombilic que la malade de Carter avait découvert sa tumeur du volume d'une orange ; au niveau de l'ombilic, à droite, que le sujet d'Arnolt avait vu apparaître un néoplasme. »

Les antécédents, la marche de la maladie, l'examen attentif de la région, permettront d'établir le diagnostic.

Une plaque muqueuse hypertrophique pourrait, au premier abord, en imposer pour une tumeur, mais, outre que cette manifestation est excessivement rare à l'ombilic, si tant est qu'elle existe, les commémoratifs, l'existence de plaques muqueuses en d'autres points du corps mettront sur la voie du diagnostic.

Les concrétions de l'ombilic présentent de réelles difficultés au point de vue du diagnostic, surtout lorsqu'il faut établir s'il s'agit simplement de sébum concrété ou d'un kyste soit sébacé, soit dermoïde. L'âge des malades et les antécédents, l'examen attentif de la région, la résistance à l'exploration du stylet dans le cas de concrétions, la présence ou l'absence de membrane d'enveloppe, sont autant de signes qui permettent de se prononcer. Encore une fois, ce diagnostic est souvent très difficile ; il suffit, pour s'en convaincre, de lire les observations de concrétions rapportées dans le mémoire de Blum. Aussi, comprend-on que Blum ait décrit sous le nom de concrétions de l'ombilic, les concrétions proprement dites, les kystes sébacés et les kystes dermoïdes.

Ainsi donc, nous avons éliminé tout ce qui ressemble à une tumeur, mais qui ne constitue pas une tumeur proprement dite ; nous n'avons plus à nous occuper que du diagnostic des véritables tumeurs entre elles.

II

Quelle en est la variété ?

I. *Enfant.* — Aux enfants appartiennent les kystes, les myxomes, les angiomes, les granulomes et les adénomes.

Les kystes se présentent à l'ombilic avec leurs caractères habituels : ils ne sauraient être confondus avec les autres tumeurs. Leur aspect, leur forme, leur consistance, leur évolution, permettent de les diagnostiquer.

Les caractères des myxomes sont trop peu connus pour que nous puissions insister sur leur diagnostic.

Toute autre est l'importance des angiomes, granulomes et adénomes, que l'on a désignés sous la dénomination générique de fongus, d'où la division en fongus vasculaire, fongus végétant, fongus adénoïde. Les premiers se distinguent des deux autres par leur forme, par leur consistance qui est plus molle et par un certain degré de réductibilité.

Le granulome et l'adénome sont les deux tumeurs que l'on est le plus souvent tenté de confondre : elles présentent en effet plus d'un point de contact. Mais de nombreux caractères permettent de les distinguer dans la majorité des cas. Et d'abord la fréquence du granulome est beaucoup plus grande que celle des tumeurs adénoïdes : aussi, est-ce à lui que l'on doit penser tout d'abord. En outre, le granulome acquiert un développement plus considérable et ce développement se fait par des bourgeonnements multiples qui donnent à la surface de la tumeur un aspect lobulé. La consistance n'est pas la même : le granulome est plus mou, moins élastique que l'adénome ; il est plus exposé que lui aux exhalations hémorrhagiques. — Un caractère important se tire de la nature du liquide que fournissent ces tumeurs. Le granulome produit une sécrétion franchement purulente qui tache le linge en jaune et forme une croûte qui le raidit et l'empèse. La tumeur adénoïde, au contraire, est recouverte d'un enduit visqueux, qui ne tache pas le linge à la manière d'une sécrétion purulente, mais plutôt comme un liquide muqueux.

D'après Lannelongue, le granulome disparaît, soit spontanément, soit par de légères cautérisations ; les cautérisations répétées sont inefficaces et inutiles dans le cas de tumeurs diverticulaires.

Enfin, en dernière ressource, l'examen histologique tranche tous les doutes.

C'est aussi grâce à l'examen histologique que l'on pourra savoir si l'on a affaire à un adénome intestinal ou stomacal.

II. *Adulte*. — Lymphocèles, kystes, papillo-fibromes, sarcomes, épithéliomes, carcinomes, telles sont les tumeurs qu'il faut savoir différencier chez l'adulte.

S'agit-il d'une tumeur fluctuante, survenue accidentellement à propos d'un kyste de l'ovaire, on songera à ces dilatations lymphatiques signalées par Kœberlé.

A-t-on affaire à une tumeur mollasse, se présentant sous la forme d'une petite figue appendue par un pédicule plus ou moins long à la cicatrice ombilicale, tumeur dont le début remonte fort loin, il faudra penser à un kyste soit sébacé, soit dermoïde.

Diagnostiquer un fibro-papillome est chose facile : la tumeur est dure, de consistance fibreuse ; elle est le plus souvent segmentée dans une assez grande étendue ; sa marche est assez rapide, mais l'on n'observe pas d'altération de l'état général.

Les tumeurs malignes se reconnaissent à leur marche : l'absence d'engorgement ganglionnaire ne doit pas entrer en ligne de compte. Ici, comme ailleurs, une tumeur dure, arrondie, à marche rapide, mais sans grand retentissement sur l'état général, doit faire penser au sarcome.

Le cancer se reconnaît à son évolution plus rapide, à son aspect qui varie avec chaque forme, à l'altération de l'état général. Nous savons combien le cancer de l'ombilic est disposé à gagner les parties profondes. Blum nous a donné le moyen de diagnostiquer cette marche envahissante. Quand la tumeur est irréductible, nettement pédiculée, elle est le plus habituellement extra-péritonéale, tandis que lorsqu'elle a la forme d'un champignon placé vers la partie supérieure de la cicatrice, il y a de grandes chances pour qu'elle occupe le trajet ombilical, et présente des connexions intimes avec le péritoine.

Le diagnostic du cancer secondaire est généralement facile. Il est néanmoins des cas dans lesquels la tumeur ombilicale, semblant constituer à elle seule toute la maladie, le chirurgien peut être induit en erreur. Donc, toutes les fois que l'on constatera une tumeur cancéreuse au niveau de l'ombilic, il faudra songer au cancer secondaire et examiner à fond les organes de la cavité abdominale.

Peut-on diagnostiquer la variété du cancer? L'aspect de la tumeur, sa consistance, sont deux éléments d'une grande valeur. Nous rappellerons en outre la loi que nous avons déjà signalée : à l'ombilic, l'épithélioma est presque toujours primitif, et le carcinome presque toujours secondaire.

TRAITEMENT

Le traitement des tumeurs de l'ombilic se résume en ce simple mot : l'extirpation.

Il faut en effet rejeter les cautérisations au nitrate d'argent, les applications de perchlorure de fer, de sulfure de zinc, de poudre de calomel. (Desruelles.)

Ces divers agents ne peuvent être employés que dans le cas de tumeur bénigne de petit volume, appartenant à la classe du granulome, et encore ne réussissent-ils pas toujours.

Qu'il s'agisse d'une tumeur bénigne ou maligne, il faut avoir recours à l'extirpation, mais le manuel opératoire variera, on le comprend, suivant la nature et la constitution de la tumeur.

I

Tumeurs bénignes.

S'agit-il d'une tumeur bénigne, nettement pédiculée, tous les procédés d'exérèse peuvent être mis en pratique. Le plus ancien, la ligature, soit élastique, soit fortement serrée d'emblée, se recommande d'une manière toute spéciale. Préconisée par Simpson et Dœff, elle a donné de bons résultats entre les mains du professeur Lannelongue et de M. de Saint-Germain dans les tumeurs ombilicales des enfants. Néanmoins, dans le granulome, la ligature simple ne met pas toujours à l'abri de la récidive. Aussi serait-il prudent de cautériser la surface de section.

La ligature se fait le plus souvent d'après le procédé ordinaire; on lie le pédicule avec un fil qu'on laisse en place; la tumeur se flétrit et tombe d'elle-même en quelques jours. Quant à accepter la ligature, nous préférons le procédé de M. de Saint-Germain. « On passe autour de la base de la tumeur un fil de soie trempé dans l'eau phéniquée. Le fil est conduit aussi profondément que possible, et ce résultat est obtenu en faisant attirer au dehors avec une pince la tumeur, pendant qu'on déprime le bourrelet ombilical. Le pédicule est fortement serré par le nœud du fil, on attend quelques instants et on imprime une légère traction qui suffit pour détacher la tumeur, et même il arrive que la constriction seule donne ce résultat. C'est à peine s'il s'écoule quelques gouttes de sang.

La cicatrisation est complète au bout de sept jours. A la ligature nous préférons l'excision, soit avec le bistouri, soit avec des ciseaux (Fabrège). Steiner recommande de se servir des ciseaux de Cooper, pour atteindre plus facilement le pédicule ; il nous semble au moins inutile de se servir d'un instrument spécial. Il y a longtemps que Dugès nous a appris la manière de nous comporter en présence d'un pédicule profondément situé. Il suffit de jeter une ligature sur la tumeur et d'attirer celle-ci au dehors.

L'écrasement linéaire a été employé une fois par Chassaignac, dans un cas de tumeur érectile veineuse.

Tout ce que nous venons de dire se rapporte surtout aux tumeurs bénignes pédiculées des enfants.

Ajoutons que dans le cas de tumeurs adénoïdes, on devra procéder avec une grande réserve et avoir toujours en vue la crainte d'une fistule stercorale, consécutive à l'opération.

Concluons en disant que dans les tumeurs bénignes pédiculées, l'excision avec les ciseaux, suivie de la cautérisation, constitue le meilleur mode de traitement.

Lorsque la tumeur est fixée à l'ombilic par une large base d'implantation (ceci se rapporte plutôt à l'adulte), qu'elle est sessile, en un mot, et qu'il est impossible de circonscrire nettement son point de départ, force nous est de nous adresser à des procédés spéciaux.

Fabrice de Hilden avait imaginé un appareil auquel il donna le nom de spéculum umbilici. L'appareil se composait d'un petit plat d'étain auquel on avait enlevé le fond. La tumeur était engagée dans cette ouverture, et l'instrument appliqué par sa face convexe était maintenu très serré à l'aide de deux bandes. De cette façon, les parois abdominales étaient déprimées, et la tumeur venant faire saillie au centre de l'instrument, devenait facilement accessible par sa partie profonde.

On pourrait se servir du procédé employé par Chassaignac pour enlever les tumeurs du sein. On fait une section de la tumeur suivant un de ses diamètres, et on dissèque isolément chacune des moitiés.

Küster conseille de fendre la tumeur jusque sur la ligne blanche, de découvrir la base du néoplasme et de l'exciser.

Si le point d'implantation est profondément situé, il ne faut pas hésiter à faire l'excision de l'anneau ombilical en enlevant, cela va de soi, une portion correspondante de péritoine. Il faut en un mot faire une *laparectomie*. En 1840, P.-H. Bérard, imbu des idées de son époque, recommandait de prendre garde de faire une boutonnière au péritoine. Quelques années plus tard, Nélaton insiste sur le danger de blesser le péritoine dans l'extirpation des tumeurs ombilicales. *Quantum mutati ab illo* ! Les chirurgiens ne sont plus arrêtés aujourd'hui par la crainte de blesser cette séreuse si redoutée autrefois. Aussi, la *laparectomie* doit-elle être pratiquée hardiment lorsqu'elle est reconnue nécessaire.

Dans quelles conditions et comment doit-on pratiquer la laparectomie dans le cas de tumeur ombilicale ?

Voici le manuel opératoire proposé par M. Nicaise : « En présence d'une tumeur de l'ombilic, on doit prévoir le cas où la tumeur ne serait pas adhérente au péritoine, et pour ne pas éprouver de surprise, on doit d'abord fendre la tumeur en deux parties jusqu'à son implantation, pour enlever ensuite isolément chacune de ses moitiés en suivant la pratique recommandée par Chassaignac. Si la tumeur adhère au péritoine, il faut procéder à l'ablation de la tumeur et de la cicatrice ombilicale ; on circonscrit l'ombilic par deux excisions, on dissèque la peau et le tissu graisseux, en se dirigeant vers l'anneau aponévrotique que l'on doit rechercher avec le doigt. Une fois reconnu, on le circonscrit avec l'instrument tranchant. L'excision doit être faite de façon à avoir deux lèvres rectilignes faciles à affronter, et non pas un cercle ombilical agrandi. Après quoi on réunit par deux étages de suture, un étage profond et un étage superficiel. « Disons en passant que Desprès a eu l'idée de remplacer la tumeur par une hernie épiploïque au lieu de suturer la ligne blanche. » Avant de faire la suture, il est utile de chercher l'épiploon et de l'étaler en avant des intestins ; il s'interpose ainsi entre ceux-ci et la plaie, et son adhésion rapide à la face postérieure de la paroi abdominale facilite la réunion et prévient des adhérences de l'intestin. Cette pratique est suivie par Kœberlé dans l'ovariotomie.

Si la tumeur adhère peu ou point à l'anneau aponévrotique, faut-il couper simplement le pédicule ou enlever en même temps l'anneau ombilical? La conservation de celui-ci a pour inconvénient de rendre la suture du péritoine difficile, de laisser un orifice qui, privé de son opercule, donnera plus facilement passage aux hernies, enfin de rendre la réunion par première intention plus douteuse, et d'exposer par là à une péritonite. Au contraire, en enlevant l'anneau, on a une plaie nette, longitudinale, dont les bords se rapprochent facilement. »

Enfin, ajoute M. Nicaise, Kœberlé excise toujours l'anneau dans ses ovariotomies quand l'excision dépasse l'ombilic.

En résumé, en présence d'une tumeur ombilicale sessile, à large base d'implantation, dont le point d'insertion paraît profondément situé, il faut être éclectique et imiter la conduite de M. Nicaise.

———

II

Tumeurs malignes.

Nous nous rappelons la dernière conclusion du chapitre consacré au cancer secondaire. « Le chirurgien devra être très réservé dans le traitement local des tumeurs malignes de l'ombilic et devra se souvenir qu'elles peuvent être consécutives à une affection cancéreuse d'un des viscères intra-abdominaux, et dans cette éventualité toute intervention est absolument contre-indiquée. »

Cette réserve faite, le seul traitement des tumeurs

malignes de l'ombilic consiste à les enlever le plus tôt et aussi radicalement que possible. Le plus tôt possible, car on arrête ainsi la néoplasie dans sa marche envahissante et radicalement, afin de ne laisser aucune traînée dans les tissus avoisinants.

Le manuel opératoire, les soins consécutifs sont les mêmes que pour les tumeurs bénignes pourvues d'une base d'implantation large et profonde.

1° Division de la tumeur en deux parties, et dissection de chaque partie isolément ;

2° Si elle adhère à l'anneau et au péritoine, *laparectomie;*

3° Sutures profondes et superficielles ;

4° Faire porter aux opérés un bandage contentif afin de préserver l'issue des viscères. Une large bande de flanelle, faisant plusieurs fois le tour du ventre, remplit bien l'indication.

Il est bien entendu que, opérateur et aides s'entoureront des précautions les plus rigoureuses de la méthode antiseptique.

INDEX BIBLIOGRAPHIQUE

I

Tumeurs vasculaires.

Gorter. — Chirurgia repurgata, L. 12, cap. 5, n° 1553, p. 360
cité par Grœfe « Angiektasie, p. 37. »

Maunoir. — Mémoire sur le fongus médullaire. Paris et Genève,
1820, p. 98.

Alexis Boyer. — Traité des maladies chirurgicales et des opérations qui leur conviennent, publié par la baron Philippe
Boyer, 1849, t. VI, p. 127.

Chassaignac. — Traité de l'écrasement linéaire, 1856, p. 535.

Sappey. — Mémoire sur un point relatif à l'histoire de la
cirrhose. Académie de médecine, 8 mars 1859.

Lawton. — Transactions of the obstetrical Society of London,
1866, t. VII, p. 210.

Virchow. — Pathologie des tumeurs, traduction Aronsohn,
t. IV, p. 163.

Kœberlé. — Dict. de méd. et de chir. prat., t. XXV, p. 582.

II

Granulomes. — Fongus.

Giraud. — In Desault. Excrescentia umbilici, ligaturâ sanata.
(Indication prise dans le répertoire de Ploucquet.)

Denis de Commercy. — Recherches d'anatomie et de physiologie
pathologiques sur les maladies des enfants nouveau-nés,
1826, p. 292.

Dugès. — Dictionnaire de médecine en 15 vol., 1834, t. XII, p. 159.

A. Cooper. — Œuvres chirurgicales. Trad. Chassaignac et Richelot, 1837; p. 336.

Doepp. — Excroissance de la partie profonde de l'ombilic, guérie par la ligature. Schmidts Jahrbücher 1840. t. XXVII, p. 178.

Fabrége. — Note sur les excroissances polypeuses de la fosse ombilicale chez les nouveau-nés. Revue médico-chirurgicale de Paris. (Malgaigne) t. IV, 1848, p. 353.

Simpson. — Fungating excressence of the ombilicus in infants ; in the obstetrical memoirs and contributions 1856, t. II, p. 464.

Nélaton. — Pathologie chirurgicale, 1re édition, 1857, t. IV, p. 528.

Francis Condie. — A practical treatise on the diseases of the children, Philadelphie 1858, p. 698.

Cooper Forster. — Surgical diseases of children. London 1860 p. 106.

Athol Johnson. — Lectures on Surgery of childhood, 1860, p. 44.

Velpeau et Béraud. — Manuel d'anatomie, 1862, p. 356.

Guersant. — Notice sur la chirurgie des enfants, 1864-1867, p. 368.

Holmes. — Thérapeutique des affections chirurgicales des enfants, traduction Larcher, 1870, ch. XII, p. 247.

Virchow. — Pathologie des tumeurs ; traduction française, t. IV, p. 163.

Marduel. — Dictionnaire de médecine et de chirurgie pratiques. Art. ombilic., 1877, p. 492.

O. Kustner. — De l'adénome et du granulome de l'ombilic chez les enfants. Virchow's Archiv. 1877.

Kolaczek. — Critique de l'article de Küstner sur les adénomes de l'ombilic chez l'enfant. Virchow's Archiv., A. 77, p. 537.

Ch. Féré. — Note sur les fongosités de l'ombilic chez les nouveau-nés. Soc. Anat. 1879, séance du 25 avril.

Depaul. — Dict. encyclopédique, 1879. Art. Nouveau-né, t. XIII, série 2, p. 549.

Steiner. — Compendium des maladies des enfants ; traduction, 1880, p. 429.

LANNELONGUE et FRÉMONT. — De quelques variétés de tumeurs congénitales de l'ombilic et plus spécialement dès tumeurs adénoïdes diverticulaires. Arch. gen. de méd. Janvier 1884. p. 53.

DESCROIZILLES. — Manuel de pathologie infantile, 1884, p. 73.

OWEN. — The surgical diseases of children. Londres 1885, p. 257.

BROUSSOLLE. — Des végétations de l'ombilic chez les nouveau‑nés. Journal des maladies de l'enfance, juillet 1886.

III

Adénomes.

KOLACZEK. — Beiträge zur Geschwulstlehre. Archiv. für Klin, chir., 1875, V. XVIII, p. 349.

O. KUSTNER. — Notiz uber den Bau des Fongus umbilicalis. Archiv. für gynäk, 1877, Bd. IX, Heft. III.

O. KÜSTNER. — De l'adénome et du granulome de l'ombilic chez les enfants. Virchow's Archiv., 1877, t. LXIX, p. 286.

KOLACZEK. — Critique de l'article de Küstner sur les adénomes de l'ombilic chez les enfants. Virchow's Archiv., 1877, p. 537.

CHANDELUX. — Observation pour servir à l'histoire de l'exomphale. Exomphale funiforme diverticulaire inversé, Archives de physiologie, 1881, 2e série, p. 93.

H. TILLMANNS. — Un cas de prolapsus congénital de la muqueuse stomacale. Deutsche Zeit. für chir. 1883, Bd. XVIII. Heft. I et II.

LANNELONGUE et FRÉMONT. — De quelques variétés de tumeurs congénitales de l'ombilic et plus spécialement des tumeurs adénoïdes diverticulaires. Archives génér. de médecine, 1884, p. 53.

IV

Kystes.

LANGENBECK. — Kyste dermoïde, in Archiv. Langenbeck, 1874.

GUELLIOT, DE REIMS. — Kyste sébacé pédiculé de l'ombilic. Revue de chirurgie, mars 1883.

LANNELONGUE et FRÉMONT. — Loco citato, 1884.

POLAILLON. — Kyste dermoïde suppuré de la région ombilicale. Gazette médicale de Paris, 11 septembre 1886.

ATHOL JOHNSON. — Kyste de l'ombilic, Gaz. hôpit. 1882. « Indication prise dans Poulet et Bousquet. »

V

Fibro-papillomes.

DUGÈS. — Dict. de méd., en 15 volumes, 1834, t. XII.

E. KUSTER. — Archiv., Langenbeck, 1874, p. 237.

BLUM. — Archives générales de médecine, août 1876.

NICAISE. — Fibrome papillome de la cicatrice ombilicale. — Excision de l'anneau ombilical. Revue de chirurgie janvier 1883.

TRAVERS BARTON. — Fibro-lipome de l'ombilic simulant une hernie. Dublin Journal of medical science, vol. LXXIV, 1882, p. 239 et 240.

SAPPEY. — Tumeur volumineuse de la région ombilicale de nature fibro-plastique prise pour une tumeur encéphaloïde. — Extirpation. — Guérison. « In thèse Damalix, 1886. »

VI

Myxomes. — Myxo-sarcomes.

O. Weber. — Chirurgische Erfahrungen, 1859, p. 388.
Gerdes. — Virchow's Archiv., t. XXXI, p. 128.
Cornil et Ranvier. — Manuel d'histologie pathologique,
1re partie, 1869, p. 149 et 152.

VII

Sarcomes.

Leydecker. — Tumeur sarcomateuse chez une fille de 14 ans.
— Thèse de Giessen, 1856.
Bryant. — Tumeur à noyaux fibreux, Guy's hospital reports
1863, p. 245.
Richet. — Sarcome de l'ombilic, in Blum., *loc. cit.*, p. 164.
Gallozzi. — Extirpation d'un sarcome de la région ombilicale
récidivé trois fois. — Morgagni, Naples, juin 1878, XX,
p. 486 à 495.

VIII

Cancer primitif.

Fabrice de Hilden. — Observationes chirurgicœ. Francfort-
sur-le-Mein. MDCXLVI. (Centuria V; Obs. LXII, p. 452.)
Civadier. — Journal de médecine, de chirurgie et de pharmacologie de Bruxelles, t. IV, p. 374.
P. H. Bérard. — Dict. de médecine en 30 vol., 1840. Article
ombilic.

NÉLATON. — Pathologie chirurgicale, 1ʳᵉ édition, t. IV, p. 525.

HUE ET JACQUIN. — Cancer colloïde de l'ombilic et de la paroi abdominale antérieure ayant envahi la vessie. — Union médicale 1868; 3ᵉ série, t. VI, p. 418.

DEMARQUAY. — Épithélioma de l'ombilic. Bull. soc. chir., 1870. Séance du 8 juin.

— Cancer encéphaloïde de l'ombilic. Bull. soc. chir., 1870. Séance du 8 juin.

— Cancer colloïde. — Même indication.

WALDEYER. — Ueber den Krebs. Sammlung Klin. Vorträge von Volkmann, 1870 à 1875. 33 (chirurgie n° 10, p. 163).

KOCHER (de Berne). — Marche aiguë du cancer. — Société médico-pharmaceutique bernoise; séance du 25 février 1873.

WILMS. — Carcinome primitif, in Küster 1874. (Archiv. Langenbeck.)

W. PARKER. — Excision de l'ombilic pour une affection maligne. Archiv. of Surgery, New-York, août 1874? (Indication prise dans Poulet et Bousquet).

RICHET. — In Blum, 1876. (Arch. gén. de médecine).

DOLBEAU. — In Blum, 1876.

PÉAN. — Diagnostic et traitement des tumeurs de l'abdomen et du bassin. Paris, 1880.

DESPRÉS. — Cancer ombilical. Société de chirurgie, 1883 séance du 21 mars.

IX

Cancer secondaire.

CANNUET. — Cancer du foie; épiplocèle ombilicale cancéreuse. Soc. anat., juillet 1852, p. 274.

STORER. — Carcinome viscéral généralisé; ombilic atteint. Boston méd. and surg. journ., 25 février, 1864.

WULCKOW. — Beitrage zur Casuistik der Nabel-Neubildungen. Berlin. Klin. Woch., 27 septembre 1875, n° 39, p. 533.

Kuster. — Carcinome de l'ovaire, de l'ombilic et du sternum. Beitrage zur geburtshülfe und gynecologie, t. IV, fasc. 1, 1875.

Auger. — Cancer de l'estomac. — Fistule gastro-abdominale. Soc. anat., 1875, p. 708.

Lorain. — Cancer de l'utérus; induration squirrheuse au niveau de l'ombilic. — In thèse Cutteau, 1876.

Chuquet. — Cancer de l'ombilic et du grand épiploon. In thèse Catteau, 1876.

D'Heilly. — Cancer du péritoine; indurations ombilicales. In thèse Catteau, 1876.

Mac-Munn. — Un cas de cancer rétro-péritonéal accompagné de cancer de l'ombilic. Dublin, journ. of. medic. sc., vol. LXII, july 1876, p. 1 à 5.

E. Monod. — Fistule ombilicale; cancer latent de l'estomac. Soc. anat., février 1877, p. 88.

Chuquet. — Péritonite cancéreuse; cancer du pylore; noyau cancéreux à l'ombilic. Thèse de Paris 1879. « Du carcinome généralisé du péritoine. »

Chuquet. — Carcinome kystique développé dans les ligaments larges. Péritonite cancéreuse. Noyau cancéreux à l'ombilic. Thèse de Paris, 1879.

Nicaise. — Cancer de l'utérus. Epiplocèle ombilicale cancéreuse. In thèse Codet, 1883.

Brossard. — Cancer de l'ombilic consécutif à un cancer du pylore. In thèse Codet, 1883.

Bergeat. — Cancer primitif de la paroi abdominale. — Propagation vers la cavité. Thèse de Munich, 1883.

X

Travaux d'ensemble.

Celse. — Des affections de l'ombilic. Traité de médecine de A. C. Celse; trad., 1876, p. 507.

Paul d'Egine. — Chirurgie de Paul d'Egine, trad., 1855; de l'exomphale, chap. 51, p. 223 à 227.

JOURDAN. — Dictionnaire des sciences médicales en 60 vol., 1815, t. XIV, p. 206. Article exomphale.

A. BOYER. — Traité des maladies chirurgicales et des opérations qui leur conviennent, publié par le baron Philippe Boyer, 1849, t. VI, p. 127.

E. KUSTER. — Des tumeurs de l'ombilic chez l'adulte et de leur traitement. Arch. f. Klin. chir., 1874, V, XVI cent. 1, p. 234.

BLUM. — Tumeurs de l'ombilic chez l'adulte, Arch. gén. de méd., 1876, vol. II.

MARDUEL. — Dict. de méd. et de chir. prat., 1877, p. 492.

O. KUSTNER. — De l'adénome et du granulome de l'ombilic... *loco citato.*

DUPLAY. — Traité élémentaire de pathologie externe, 1878, t. V, fasc. IV, p. 817.

NICAISE. — Dict encycl. des sc. méd., art. ombilic, 1881, 2ᵉ série, 15, p. 177.

H. TILLMANNS. — Deutsche Zeit. fur chir., 1883, Bd. XVIII. Heft. I et II.

CODET DE BOISSE. — Tumeurs de l'ombilic chez l'adulte. Thèse de Paris, 1883.

POULET ET BOUSQUET. — Traité de path. ext., 1885, t. III, p. 54.

Paris. — Typ. A. PARENT, A. DAVY, succ., imp. de la Faculté de médecine, 52, rue Madame et rue Corneille, 3

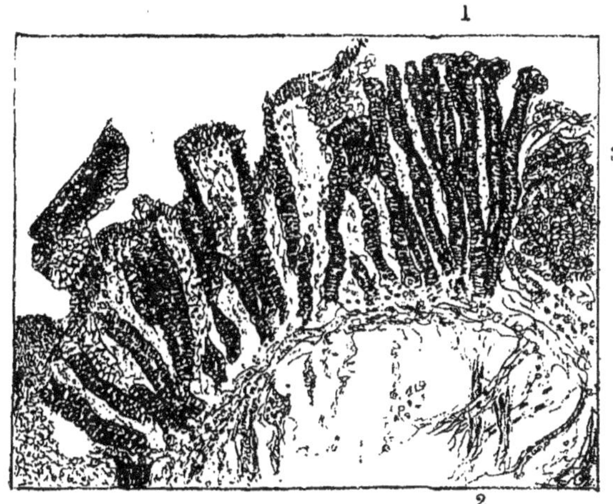

Adénome intestinal. (Observation XXVIII.)

1. Glandes en tube.
2. Fibres musculaires lisses.
3. Follicule clos.

Ch. Nourrio, delineavit.

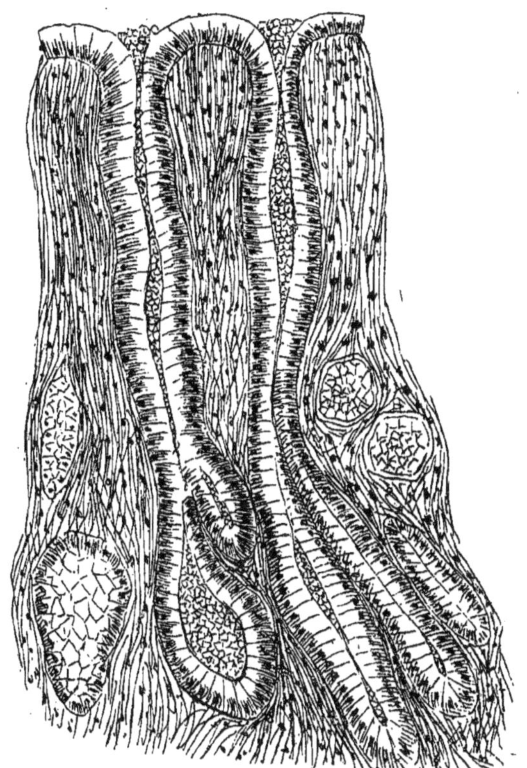

Adénome stomacal de H. Tillmanns. (Observation XXIX.)

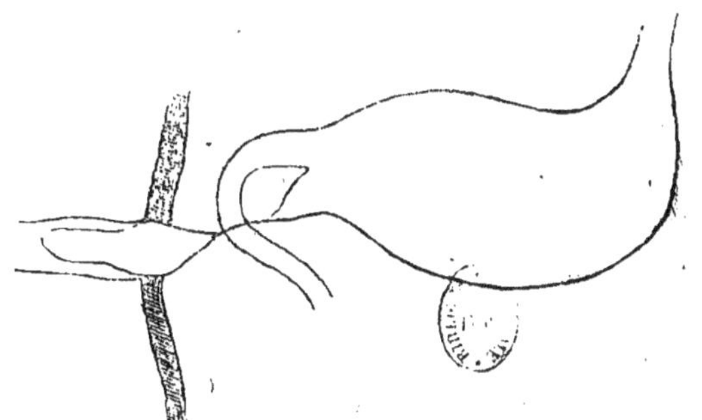

Pathogénie. — Diverticule stomacal.

Salle, delineavit.

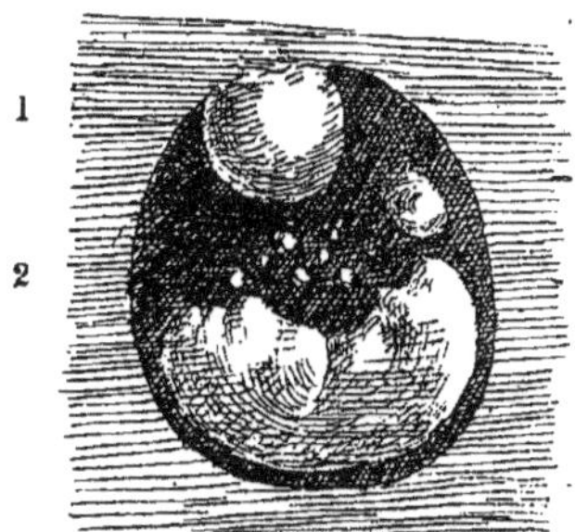

Papillome. (Observation XXXVIII.)

1. Kyste.
2. Granulations d'un noir violet.

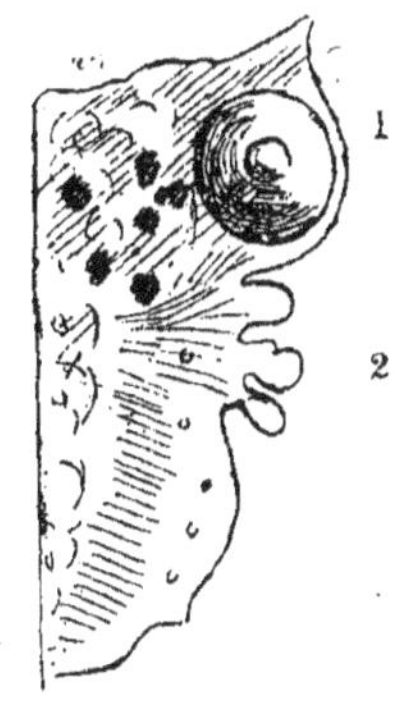

Coupe antéro-postérieure.

1. Kyste.
2. Papilles.

E. Launois, ad naturam, Salle rursum delineavit.

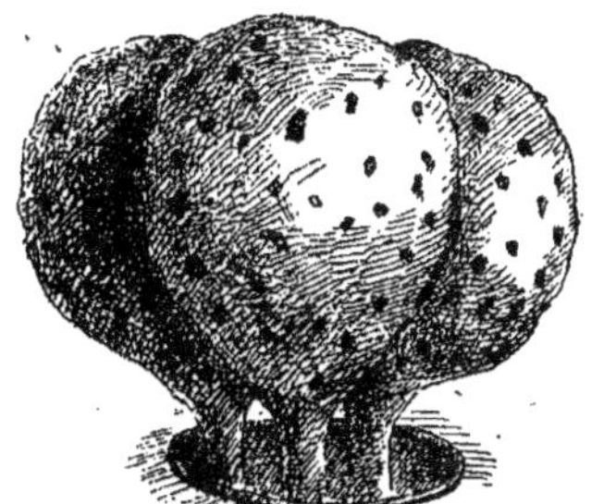

Tumeur ombilicale extirpée par Fabrice de Hilden.
(Observation LVII.)

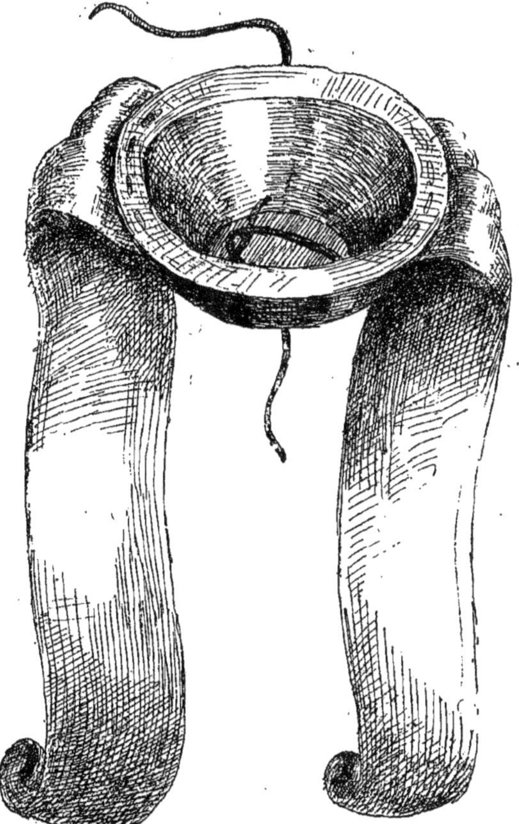

**Spéculum umbilici inventé par Fabrice pour l'extirpation
de cette tumeur.**

Salle delineavit.

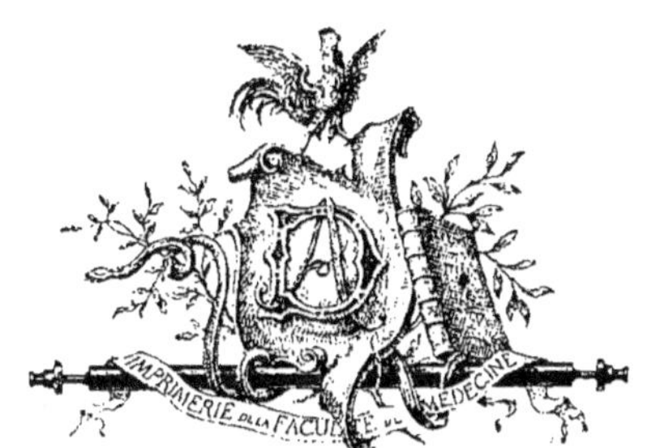
IMPRIMERIE DE LA FACULTÉ DE MÉDECINE